主编单位

埋协会治未病分会

汉创新联盟

㳉建宇京畿豫医工作室

总主编　周运峰　杨建宇

主　编　周运峰　杨建宇　周　斌

治未病

全图解

按摩

河南科学技术出版社

· 郑州 ·

图书在版编目（CIP）数据

中医治未病养生有道全图解.按摩/周运峰，杨建宇，周斌主编.—郑州：河南科学技术出版社，2019.1（2019.3重印）

ISBN978-7-5349-9125-7

Ⅰ.①中… Ⅱ.①周…②杨…③周… Ⅲ.①按摩疗法(中医)－图解 Ⅳ.①R24-64

中国版本图书馆CIP数据核字(2018)第022859号

出版发行：河南科学技术出版社
　　　　　地址：郑州市郑东新区祥盛街27号　　邮编：450016
　　　　　电话：（0371）65788613　65788625
　　　　　网址：www.hnstp.cn
策划编辑：马艳茹　高　杨　吴　沛
责任编辑：任燕利
责任校对：牛艳春
封面设计：张　伟
版式设计：孙　嵩
责任印制：朱　飞
印　　刷：河南新华印刷集团有限公司
经　　销：全国新华书店
幅面尺寸：720 mm×1020 mm　1/16　印张：9.25　字数：135千字
版　　次：2019年1月第1版　　2019年3月第2次印刷
定　　价：28.00元

"中医治未病养生有道全图解"系列丛书

总 主 编：周运峰　杨建宇

主编单位：河南中医药大学

全国卫生产业企业管理协会治未病分会

中关村炎黄中医药科技创新联盟

中华中医药中和医派杨建宇京畿豫医工作室

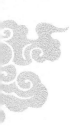

中医治未病养生有道全图解·按摩

作者名单

主　　编：周运峰　　杨建宇　　周　斌

副主编：张　丽　　李　杨　　郑　心

编　　者：雷　洋　　石红霞　　俞　虹

　　　　　吴　军　　余葱葱　　何　霞

　　　　　袁尚华　　许金森　　程少丹

　　　　　肖　伟　　周建扬　　赵玉斌

序

　　中国传统医药学是中国对世界人民的贡献之一，它不但庇佑中华民族的繁衍生息，而且对世界各国人民的健康也做出了巨大的贡献！今天，全世界的中医药人，携手共进，努力前行，就是要使中国医药学成为世界共享医学，为全人类的健康事业再度做出辉煌的贡献！这也许就是我们的中医梦，振兴中医、复兴中医之梦！也是中华民族乃至全世界人民的健康梦！

　　党中央、国务院十分重视人民群众健康水平的提高，对中医药学的发展给予了大力支持，在全社会开展健康提升大工程。值此，全国卫生产业企业管理协会治未病分会副会长、河南中医药大学周运峰教授提出：治未病分会应该有所作为！建议由其领导的重点学科与治未病分会的专家们一起，编写一套对中医治未病从业医生和养生服务人员有学术参考价值的技术性、适用性书籍。同时，这套书要让大众看得懂、学得会、用得上，可以服务于大众，提高大众的健康水平。这个提议顺应时代要求，符合国家政策，又是百姓所需，得到了全国卫生产业企业管理协会及治未病分会的称赞和积极响应。在治未病分会秘书处王春旺、蒋大为两位副秘书长的具体协调下，经过河南中医药大学有关专家和治未病分会的部分专家的不懈努力，终于完成"中医治未病养生有道全图解"系列丛书。本套丛书共7本，图文并茂，可供专业人士参阅借鉴，也适合大众阅读，既可以传播治未病养生知识，又可以为治未病养生学科规范建设和健康中国建设贡献力量！

　　本套丛书分艾灸卷、刮痧卷、经穴妙用卷、按摩卷、脐疗卷、敷贴卷、拔罐卷等，内容均为治未病养生之常用适宜技术。其中有些表述及手法，可能与某些专家的有些差异，但并不影响知识和技术的传播。毋庸置疑，本套丛书也一定不是治未病与养生技术的全部或大部，学海无涯，我们仍需不断学习和探索。

本套丛书是各位参编的医学专家、养生专家不懈努力的结果，由于时间紧、任务重，以及专家们的学识与资料有限，书中可能会有疏漏和不妥之处，希望广大读者与专家多多批评指正！

　　老习惯！在每次讲课或有关文稿的最后，我都会用"中医万岁！"这一口号作为结束语。"中医万岁！"是我的恩师、国医大师孙光荣在21世纪初针对有人妄想让中医退出医学主流而针锋相对地提出的振奋人心的口号。其含义有二：其一，肯定了中医药经过了几千年的发展，经历了无数临床实践，证明了中医药学的正确性！肯定了中医药几千年来在庇佑中华民族繁衍生息方面的巨大历史贡献！其二，振奋了中医药人的行业自信和理论自信，预示中医药一定会大发展、大繁荣，持续发展下去。而今天，我作为孙老中和医派之掌门人、学术传承人，有义务、有责任把"中医万岁！"之口号及其所包含的思想和概念传承下去，以鼓励和振奋中和医派乃至整个中医界之志士仁人。"中医万岁！"也是衷心祝愿每位中医健康长寿！

杨建宇　明医中和斋主　京畿豫医

（全国卫生产业企业管理协会治未病分会会长

中华中医药《光明中医》杂志主编

《中国中医药现代远程教育》杂志主编）

由表及里，疗效深入的按摩疗法

中医按摩历史悠久，在远古时期，中国就有按摩医疗的活动。经过长期实践，古人认识到了按摩的作用，按摩成为自觉的医疗活动，以后逐步发展形成了中医的按摩学科。按摩以中医的脏腑、经络学说为理论基础，并结合西医的解剖和病理诊断，从性质上来说，它是一种物理的治疗方法，可分为保健按摩、运动按摩和医疗按摩。

中医按摩经济简便，因为它不需要特殊医疗设备，也不受时间、地点、气候条件的限制，随时随地都可进行；且平稳可靠，易学易用。正因为这些优点，按摩成为深受广大群众喜爱的养生保健方式。对正常人来说，按摩能增强人体的自然抗病能力，取得保健效果；对患者来说，按摩既可使局部症状消退，又可加速患部功能的恢复，从而收到良好的治疗效果。

按摩的优点很多，容易学习，操作简便，经济实用，还可代替药物。比如，按摩可使人精神振奋，起到兴奋剂的作用；也可使人安静下来，起到镇静剂的作用。 按摩有利于新陈代谢，对于一般慢性病患者或身体过度虚弱的患者是比较安全可靠的。对于不便吃药的孩子，按摩可增强其体质，起到防病治病的作用。

按摩手法有两种：一种是主动按摩，又叫自我按摩，是自己按摩自己的保健方法；另一种是被动按摩，是由医生用于患者的医疗方法，也就是目前所说的按摩疗法。按摩常用手法可选如下八种：按、摩、推、拿、揉、捏、颤、打等。上述八种手法，不是单纯孤立地使用，常常是几种手法相互配合进行。

按摩主要的治疗作用就是调和气血、平衡阴阳。我们把按摩的这种作用称为"调整作用"。实践证明，按摩的这种调整作用比起药物的调整作用更高一筹。药物调整是单向调整，而按摩调整则是双向调整、整体调整，它所造成的机体功能变化都在生理允许范围之内，人们称之为双向调整作用，又称良性的双向调整作用。

经常接受按摩治疗或自我按摩，能调节神经功能，缓解大脑的紧张和疲劳；能改善血液循环，加速代谢废物的排泄，促进消化吸收；能缓解肌肉痉挛，消除肌肉疲劳，增强肌力，从而使人体抗病能力增强，促使亚健康状态向健康状态转变。总之，按摩对消除疲劳、振奋精神、恢复体力、预防疾病、延缓衰老都有较好的效果。

目 录

按摩是安全实用的物理疗法…………………………1

    按摩起源于日常生活………………………………2

    按摩是最好的家庭保健方法………………………2

    按摩不仅治病，还能保健脏腑……………………5

    按摩疏通经络，使气血畅通无阻…………………5

    按摩对于治疗筋骨损伤的作用……………………6

    按摩治疗的原则……………………………………7

按摩开启健康之门…………………………………9

    经络与穴位是按摩的关键…………………………10

    简单实用的按摩器…………………………………12

    一看就懂，找对经穴不出错………………………14

    一学就会，按摩的基本手法………………………16

    这些病最适合按摩治疗……………………………19

    影响按摩疗效的因素………………………………21

    按摩也有禁忌证……………………………………24

不可不知的按摩保健技巧…………………………27

    人体五大保健要穴…………………………………28

    性功能保健要穴——关元…………………………33

    养神醒脑要穴——百会与风池……………………35

    改善内分泌功能，调畅气机要穴——天枢与太冲………37

    按摩调理手少阳三焦经……………………………39

    按摩调理足少阳胆经………………………………42

    按摩调理手少阴心经………………………………45

    按摩调理足少阴肾经………………………………47

减压放松，按摩让你少生病……49
　减轻疲劳按摩……50
　缓解精神紧张按摩……52
　调节抑郁情绪按摩……54
　睡前放松按摩……56
　足部放松按摩……57
自我养生保健按摩法……61
　自我保健按摩法简介……62
　头部按摩法……64
　耳部按摩法……67
　眼部按摩法……68
　面部按摩法……70
　腹部按摩法……71
　四肢按摩法……74
按摩调理常见病及亚健康……77
　胃痛……78
　便秘……80
　颈椎病……82
　落枕……84
　腰椎间盘突出……86
　腰肌劳损……88
　肩周炎……90
　腕管综合征……92
　跟痛症……94
　小腿抽筋……96
　近视……98
　牙痛……100
　晕车……102

呃逆 ……………………………………………… 104

产后腰痛 …………………………………… 106

产后缺乳 …………………………………… 108

尿频 ……………………………………………… 110

小儿发热 …………………………………… 112

小儿感冒 …………………………………… 114

小儿咳嗽 …………………………………… 116

小儿疳积 …………………………………… 118

小儿脑瘫 …………………………………… 120

小儿肥胖症 ………………………………… 122

黑眼圈 ……………………………………… 124

眼袋 ……………………………………………… 126

眼周皱纹 …………………………………… 128

抬头纹 ……………………………………… 130

脱发 ……………………………………………… 132

胸部发育不良 ……………………………… 134

按摩是安全实用的物理疗法

按摩起源于日常生活

在远古时期，人们在日常生活中会产生各种疾病或各种伤痛，这时自己或同伴就会用手在病痛周围进行抚摸，以减轻病痛，这便是按摩的起源。在三千多年前的商代，按摩或者说人们用手法治病就已经出现，并逐渐发展成后来的按摩。可以说，按摩起源于日常生活，发展于日常生活。经过几千年的发展，按摩已成为中医的重要组成部分，是治病、防病、保健的重要手段。

按摩是最好的家庭保健方法

按摩是我国古老的防治疾病的方法，是"以人疗人"的方法，属于现在所崇尚的自然疗法的一种。由于它操作简便、无副作用，治疗效果良好，所以几千年来不断得到发展、充实和提高。

一、按摩作用于皮肤组织

皮肤具有调节机体温度和保护皮下组织不受伤害的功能。按摩直接作用于皮肤，能加强皮脂腺及汗腺的分泌，清除衰亡脱落的上皮细胞，改善皮肤代谢，软化疤痕，增强机体的防卫功能；同时还能增强皮肤的光泽和弹性，延缓皮肤衰老。摩法、揉法、擦法、拍打法等按摩手法很容易使皮肤毛细血管扩张、皮肤温度升高。手法好的按摩师其手法的渗透力亦强，不仅可使表皮温度升高，还能使局部深层组织的温度升高，所以能软化皮肤，松解皮下粘连的组织。

二、按摩作用于肌肉组织

在高强度的运动后，由于糖酵解产生大量乳酸，沉积在肌肉组织中，会出现肌肉痉挛、疼痛和疲劳现象。按摩可缓解肌肉紧张，减轻疼痛，消除疲劳。按摩还能增强肌肉的张力，使其收缩功能增强，常用于失用性肌萎缩和小儿麻痹后遗症等的肌肉萎缩的治疗；亦能提高肌肉和肌腱的弹性，松解肌肉、肌腱与周围组织的粘连。

三、按摩促进骨关节损伤的康复

当骨关节损伤后，由于肌肉和关节的活动减少，局部血液循环缓慢，淋巴瘀滞，组织发生水肿，浆液纤维素性渗出物的纤维原形成"胶汁"，从而发生粘连，造成关节功能障碍，肌肉出现失用性萎缩。正确的按摩治疗，可使血液、淋巴循环加速，水肿消退，粘连松解，使功能障碍的关节逐渐增大活动范围，达到正常或接近正常的生理功能。

四、按摩纠正异常解剖位置

凡关节错位、肌腱滑脱等有关组织解剖位置异常而致的病症，均可运用按摩手法予以纠正。

五、按摩改善血液循环

按摩能使毛细血管扩张，管径增大，大大改善血液循环。同时还能促进病变组织血管网的重建，恢复血管壁的弹性，改善血管的通畅性，减小血液流动的阻力等。因此，在临床上按摩作为一种辅助治疗手段用于高血压、冠心病、脑供血不足等疾病还是很受欢迎的。

六、按摩帮助消化

有实验证明，按摩背部脾俞、胃俞穴1～2分钟，大多引起胃蠕动增强。值得一提的是，按摩足三里穴对消化系统具有兴奋和抑制的双向调节作用，在胃蠕动增强时，按摩足三里穴往往使胃蠕动减弱；而当胃蠕动减弱时，按摩足三里穴则使胃蠕动增强。也有实验证明，按摩可抑制胃泌素的分泌和增强小肠的吸收功能，所以对消化系统功能性病变有较好的治疗效果。

七、按摩调节神经系统

按摩可降低周围感觉神经末梢的兴奋性，故常用于止痛，如神经炎、神经痛等。轻手法可以刺激运动神经，提高肌肉兴奋性；重手法则用来治疗肌痉挛，亦能促进损伤的康复。腹部按摩可通过自主神经的作用，调节胃肠蠕动功能，刺激消化腺分泌，促进消化吸收。按摩背俞穴，可通过神经反射，影响脊髓和大脑的调节功能，从而使相应脏腑的功能发生变化。如肺俞穴对呼吸系统，脾俞、胃俞穴对消化系统，八髎穴对泌尿生殖系统等的作用。

八、按摩改善心理

轻柔的按摩手法能使患者情绪放松、稳定，可减轻或消除心理上对疾病的不良反应，如抑郁、焦虑等。随着按摩治疗效果的累积，患者能逐步增强信心，主动配合治疗。因此，按摩不仅对器质性病变是一种有效的治疗方法，而且也是心理治疗的一种手段。

按摩不仅能治病，还能保健脏腑

中医认为，人的生命活动必须依靠营卫气血的维护、营养。经络遍布全身，四通八达，内属于脏腑，外络于肢节，沟通和联络人体所有的脏腑器官及皮毛、筋肉、骨骼等组织。气血在经络中川流不息，循环往复，与经络共同组成了整体的联系，保持阴阳平衡、内外协调。

按摩不仅可以在局部起到通经络、行气血、濡筋骨的作用，而且可以影响全身活动，调节阴阳气血的盛衰，使紊乱的脏腑功能恢复正常的生理状态，达到治愈疾病的目的。

脏腑功能失调所产生的病变，通过经络反映在体表，具体可表现为精神不振、情志异常、食欲改变、二便失调、出汗异常、寒热、诸痛等。按摩可以通过手法刺激体表的有关穴位，通过经络的连属与传导作用，起到调节脏腑功能、治疗脏腑疾病的目的。例如，按揉肝俞、胆俞与胆囊穴，可以使胆绞痛得到缓解；按揉心俞、内关等穴，可以改善心肌缺氧，有效缓解心绞痛；捏脊可使肺活量增加，肠蠕动加快；按摩腹部可促进胃肠蠕动和消化腺分泌；按摩下腹部及大腿内侧，可引起膀胱收缩等。

按摩疏通经络，使气血畅通无阻

按摩可以促进气血的生成与运行。按摩对气血运行的促进作用表现在：一、通过手法刺激使局部毛细血管扩张，肌肉血管痉挛缓解或消除，血管通畅，血液循环加快。二、通过手法刺激调节及增强脾胃的功能，这是通过按摩后血液中的红细胞、血红蛋白等指标发生改变来体现的。实验证明，按摩可以使胃蠕动增强，促进消化腺分泌，进而增强脾胃的功能，有利于气血的化生，而按摩后红细胞数有少量增加，白细胞分类中淋巴细胞比例升高、噬菌能力提高，也说明按摩对气血生化有促进作用。

按摩对于治疗筋骨损伤的作用

凡是人体各个部分的筋肉受到外来的暴力撞击、强力扭转、牵拉、压迫或者不慎跌倒等原因所引起的损伤，均称为伤筋。临床上常以肿胀、疼痛、功能障碍、麻木为主要临床表现，按摩是主要治疗方法之一。总的来说，按摩对于治疗筋骨损伤有下面几个方面的作用。

一、舒筋活络，宣通气血，缓解痉挛

筋骨损伤后局部经络受阻，气血不通，导致痉挛、疼痛或者麻木。按摩可以疏通经络，通畅气血，缓解局部肌肉痉挛、麻木、疼痛等症状。

二、活血化瘀，消肿止痛

软组织损伤后，常见的症状是肿胀，这是因为损伤之后离经之血瘀积在体表所致。利用按摩手法中的按压、推抹、揉摸等动作，可使筋骨复原，经脉畅通，气血运行通畅，从而使瘀血消散，肿胀减轻，疼痛减缓，有利于损伤组织的修复。

三、理筋复位，解除粘连，滑利关节

软组织损伤可伴有骨缝开错，日久失治，会使得关节屈伸不利。通过按摩的推擦、屈伸、点拨等手法，可理正筋骨，解除粘连，滑利关节，有利于损伤的修复和功能的重建。

四、促进气血流动，通则不痛

伤筋无论是急性损伤还是慢性损伤，疼痛都是其主要症状。损伤后由于血离经脉，经脉受阻，气血流行不通，不通则痛，治疗的关键在于通，欲达到通，必须先使其松、顺、动。按摩可舒筋活络达到松，理筋整复达到顺，活血化瘀使气血流动达到动，从而达到通则不痛的目的。

按摩治疗的原则

按摩的治疗原则又称治疗法则，是在整体观念和辨证论治基本精神指导下，对临床病症制定的具有普遍指导意义的治疗规律。治疗原则和具体的治疗方法不同。只有善于从复杂多变的疾病现象中，抓住病变本质，治病求本；采取相应的措施扶正祛邪，调整阴阳；并针对病变轻重缓急以及病变个体和时间、地点的不同，治有先后，因人、因时、因地制宜，才能获得满意的治疗效果。

一、治病求本

"治病必求其本"是中医按摩辨证施治的基本原则之一。求本，是指了解疾病的本质，了解疾病的主要矛盾，针对其最根本的病因病理进行治疗。任何疾病的发生、发展，总是通过若干症状显示出来的，但这些症状只是疾病的现象，并不都反映疾病的本质，有的甚至是假象，只有在充分地了解疾病的各个方面，包括症状表现在内的全部情况的前提下，通过综合分析，才能透过现象看到本质，找出病之所在，确定相应的治疗方法。

二、扶正祛邪

疾病的过程，在一定意义上可以说是正气与邪气矛盾双方互相斗争的过程。"邪气盛则实，精气夺则虚"，邪正盛衰决定病变的虚实。"虚则补之，实则泻之"，补虚泻实是扶正祛邪这一原则的具体应用。扶正即是补法，用于虚证；祛邪即是泻法，用于实证。它们也是相互为用、相辅相成的。在临床运用扶正祛邪原则时，要认真细致地观察和分析正邪双方消长盛衰的情况，根据正邪在矛盾斗争中所占的地位，决定扶正与祛邪的主次、先后。

三、调整阴阳

疾病的发生，从根本上说是阴阳的相对平衡遭到破坏，即阴阳的偏盛偏衰代替了正常的阴阳消长。所以调整阴阳，也是临床治疗的基本原则之一。

四、因时、因地、因人制宜

因时、因地、因人制宜，是指治疗疾病要根据季节、地区以及人体的体质、年龄等不同而制定相应的治疗方法。这是由于疾病的发生、发展是受多方面因素影响的，如时令气候、地理环境等，尤其是患者个人的体质因素，对疾病的影响更大。因此，在治疗疾病时，必须把各个方面的因素考虑进去，具体情况具体分析，区别对待，酌情施治。在临床按摩治疗中，更须注意因人制宜。根据不同患者的年龄、性别、体质、生活习惯等特点，选择不同的按摩方法。

按摩开启健康之门

经络与穴位是按摩的关键

经络由经脉和络脉组成。经脉为主要干道，有固定的循行路线，有规律地纵向运行，深层分布；络脉则是经脉的分支，为次要通道，呈网络状运行，分布浅表。这个系统在内部连属于五脏六腑，在外则连属于筋肉、皮肤。经络是运行全身气血、联络脏腑形体官窍、沟通上下内外、感应传导信息、调节机体各部的通路，所以对经络的掌握和运用有利于疾病的诊断和治疗。

一、经络的主要作用

1. 联络脏腑

经络学说认为，正是依靠着经络的作用，人体的五脏六腑、四肢百骸、五官九窍、皮肉筋骨等器官组织才构成一个整体，保持相对的协调与统一，来完成正常的生理活动。

2. 运行气血

经络是人体气血运行的重要通路，全身各组织器官只有得到气血濡润才能完成正常的生理功能。经脉，古人认为就是血脉，认为其在人体内循环无端，与现代医学中的血液循环有相似之处。

3. 抗御病邪

维持人体正常生命活动的气是营气和卫气，营气行于脉中，而卫气行于脉外，营卫之气通过经络系统分布周身。当外邪侵袭人体时，经络系统起相应的反应，抗御外邪，保卫机体，维持机体对外在环境的适应和平衡。

二、腧穴并不神秘

腧穴是人体脏腑经络之气输注于体表的部位，是针灸治疗疾病的刺激点与反应点。腧穴的本义是人体脏腑经络之气转输或输注于体表的分肉腠理和骨节交会的特定的孔隙，分为经穴、经外奇穴和阿是穴，功能为输注脏腑经络气血，沟通体表与体内脏腑的联系。

人体腧穴各有自己的位置。腧穴定位的准确与否，可直接影响治疗效果。现代临床常用的腧穴定位与取穴法有骨度折量定位法、体表解剖标志定位法和手指同身寸定位法。

三、腧穴的作用

腧穴的主要生理功能是输注脏腑经络气血，沟通体表与体内脏腑的联系。临床上腧穴有诊断疾病和治疗疾病的作用。由于腧穴有沟通表里的作用，内在脏腑气血的病理变化可以反映于体表腧穴，相应的腧穴会出现压痛、酸楚、麻木、结节、肿胀、变色、丘疹、凹陷等反应。腧穴的这些病理反应有助于疾病的诊断。腧穴更重要的作用是治疗疾病，通过针灸、按摩等刺激相应腧穴，可以疏通经络，调节脏腑气血，达到治病的目的。腧穴的主治作用有以下三种。

1. 近治作用

这是所有腧穴主治作用的共同特点。凡是腧穴，均能治疗该穴所在部位及邻近组织、器官的疾病。

2. 远治作用

这是十四经腧穴主治作用的基本规律。十四经腧穴，尤其是十二经脉在四肢肘膝关节以下的腧穴，不仅能治疗局部病证，而且能治疗本经循行所涉及的远隔部位的组织、器官的病证，甚至具有治疗全身疾病的作用。

3. 特殊作用

大量的临床实践已经证明，刺激某些腧穴，对机体的不同状态可起双向的良性调整作用。例如，腹泻时针刺天枢能止泻，便秘时针刺天枢又能通便。腧穴的治疗作用还具有相对的特异性，如大椎退热、至阴矫正胎位等，均是其特殊的治疗作用。

简单实用的按摩器

目前市场上的按摩器品种繁多，可根据需要按摩的部位、使用场合及经济条件综合考虑。

一、按摩器的种类

1. 手持式按摩器

按摩方式有两种：电磁振动式和捶击式。此类按摩器具有结构简单、质量轻、使用方便、价格低、便于携带等优点。适合按摩身体各部位，使用较广泛。手提式按摩棒、红外磁波按摩器等即属此类。

2. 揉捏式按摩器

有两个或四个搓捏头，可以模拟人工完成手指揉捏动作。有的还附有小功率加热器，通过热能和振动刺激穴位，促进血液循环。这类产品适用对颈、肩、腰等部位的按摩。颈部揉捏机、捶振靠垫等即属此类。

3. 旋转式按摩器

利用滚轮的正反向转动替代人工的按摩，拇指般大小的滚球可抵触到穴位深处，适用于腰背和足底按摩。

4．增氧摇摆机

是根据鱼类摆游获氧原理制造的按摩器，使用时带动人体双腿及腰部左右摆动，能轻易化解因不当姿势引起的腰、脊和肌肉疼痛。摇摆机、气血循环机等即属此类。

5．湿式双足按摩器

底部设计成符合人体脚底造型的拱形搁位，在拱形搁位上有许多凸出的小圆点，可触及人脚底各个穴位，对关节炎、风湿性神经痛有一定的效果。使用时加上热水，边浸泡边按摩，十分适合老年人及腿脚常感冰凉的人。常见的有各种足浴按摩器。

6．电子控制按摩垫

由电脑芯片控制，组合了捶打、指压、振动等多种按摩方式，可使身体各部位处于按摩中，适合于久坐的办公室白领及汽车驾驶员等。

7．电动按摩躺椅

按摩程序由电脑芯片控制，模拟背部揉搓动作达到按摩效果，消除工作中的疲劳，功能齐全，按摩舒适，但价格昂贵。

二、按摩器选购注意事项

1．安全性

由于按摩器是直接与人体接触的电器，因此其安全性尤为重要。应挑选经过国家认可、权威检测机构检验合格的产品。

2．外观

应挑选外形美观，机壳结构牢固可靠，外壳平整光滑、色泽均匀，塑料件无裂缝的产品。

3．功能

各挡开关开启应灵活可靠，遥控电子开关按键要轻捷。通电试验以鉴别各挡开关功能是否正常，强弱控制是否有效，各挡指示灯是否相应显示，发热部件是否正常发热。按摩器工作时，噪声要低，振动强弱正常，无异常声音。对于用电脑芯片控制的按摩器，可选择其中一种具有代表性的功能测试，看其工作是否正常。

一看就懂，找对穴位不出错

利用穴位治疗疾病，取穴定位很关键。只有穴位定位准确，才能达到治疗效果。

一、准确取穴的方法

1. 人体自然标准取穴法

该方法是将人体的一些自然条件作为定穴的标准。例如，两乳头之间取膻中穴，对脐取命门穴，背部脊柱第一胸椎之上取大椎穴，第二胸椎之上取陶道穴，头部两眉中间取印堂穴，两耳尖直上至头顶取百会穴，两手拇指虎口交叉于食指端处两筋骨中取列缺穴，两手垂直向下垂手中指尽处取风市穴，半握拳以中指的指尖切压在掌心的第一横纹上取劳宫穴等。

2. 手指同身寸法

该取穴法是以手指为标准来测量取穴的一种方法。这种方法简便易行，准确度较高，适用于不同身高的人。

（1）中指同身寸法：是以患者中指中节桡侧两端纹头（拇、中指屈曲成环形）之间的距离作为1寸。

（2）拇指同身寸法：是指以患者拇指第一指间关节的宽度折为1寸。

（3）横指同身寸法：是以手指的宽度作为取穴的尺度，将食指、中

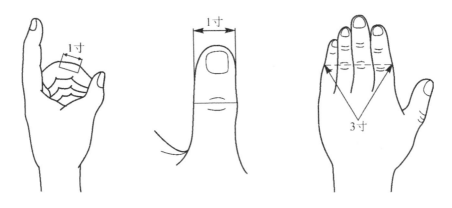

指、无名指和小指并拢，四个指头第二节总的宽度折为3寸。

3．骨度取穴法

这种方法是把人体各部位相隔的距离规定为一定的长度或宽度，折成若干等份，适用性强。例如把腕横纹至肘横纹之间作12寸，腋横纹至肘横纹作9寸，前发际至后发际作12寸，耳后两完骨（乳突）间为9寸，脐中至横骨上廉（耻骨联合上缘）为5寸，两乳头之间为8寸，大椎至尾骶为21寸，膝中至外踝尖16寸，外踝尖至足底3寸等。

4．取穴标准和特点

由于个体之间会有差异，因此还要结合如下标准和某些穴位特点来取穴。一般穴位多在骨的上下左右，或两骨相接的关节部位罅陷中，或骨肌的中间，或两肌的中间，很少在骨上或血管中。正确按压穴位会感到酸、麻、胀、痛感如触电般通上达下，如无此感觉，只觉麻疼（有的数分钟才感觉到酸麻），应加深或偏左偏右试之。如按压对了穴位，有的会立刻见效，有的会缓慢见效，有的会在按压较长时间后见效。

二、准确取穴的判断标准

在中医看来，穴位有大有小，且具有各种特性，让人难以捉摸。要在各种不同的身体表面寻找密密麻麻的穴位，如果没有经过特别的训练，会让人一头雾水。然而，这正是经络穴位让人感到神秘而又神奇的地方。古人对于穴位的寻找与定位有独到的方法。穴者，陷也。大多数的穴位是凹陷下去的。此外，根据中医取穴的经验，点按正确的穴位位置时，通常会有：酸、麻、胀、痛感，尤其是患处有病痛的时候。除此之外，穴位处还有一些特别的反应，比如有的疾病对应穴位周围会有硬结或色素沉着，有的穴位处体温会有轻微的变化等。

一学就会，按摩的基本手法

按摩是以中医的脏腑、经络学说为理论基础，并结合西医的解剖和病理诊断，而将手法作用于人体体表的特定部位以调节机体生理、病理状况，达到防治疾病目的的方法。

一、主要手法

按摩的常用手法有17种，即推法、擦法、揉法、揉捏法、搓法、按法、摩法、拍击法、抖法、运拉法、拿法、滚法、刮法、掐法、弹筋法（提弹法）、拔法（分筋法）、理筋法（顺筋法），本书介绍常用的几种。

1.推法

用手掌或掌根等着力于被按摩的部位上，进行单方向直线推动的手法为推法。轻推法具有镇静止痛、缓和不适感等作用；重推法具有疏通经络、理筋整复、活血散瘀、缓解痉挛、加速静脉血液和淋巴液回流等作用，可用于按摩的不同阶段。

2.擦法

用手掌紧贴在皮肤上，来回做直线摩动的手法为擦法。本法具有温经通络、行气活血、镇静止痛、提高皮肤温度、增强关节韧带的柔韧性等作用。轻擦法多用于按摩开始和结束时，以减轻疼痛或不适感；重擦法多插用于其他手法之间。

3.揉法

用手指的罗纹面或手掌着力于一定部位，做环形或螺旋形揉动，并带动该处的皮下组织随手指或手掌的揉动而滑动的手法为揉法。本法具有加速血液循环、改善局部组织的新陈代谢、活血散瘀、缓解痉挛、软化瘢痕、缓和强手法刺激和减轻疼痛的作用。全掌或掌根揉法，多用于腰背部和肌肉肥厚部位；拇指揉法多用于关节、肌腱部；拇、中指端揉法是穴位按摩常用的手法。

4.搓法

用双手夹住被按摩的部位，相对用力，方向相反，做来回快速搓动的手法为搓法。本法具有疏经通络、调和气血、松弛组织、缓解痉挛、消除疲劳、提高肌力等作用。适用于腰背、胁肋及四肢部，尤其是上肢部和肩、膝关节处，常在每次按摩的最后阶段使用。

5.按法

用指、掌、肘或肢体的其他部分着力，由轻到重地逐渐用力按压在被按摩的部位或穴位上，停留一段时间，再由重到轻地缓缓放松的手法为按法。本法具有舒筋活络、放松肌肉、消除疲劳、活血止痛、整形复位等作用。临床上常与拇指揉法相结合，组成"按揉"复合手法，以提高按摩效果及缓解用力按压后的不适感。掌按法多用于腰背部、肩部及四肢肌肉；也用于关节处，如腕关节、踝关节等。

6.摩法

用食指、中指、无名指指面或手掌着力于被按摩的部位上，以腕部连同前臂，做缓和而有节奏的环形抚摩活动的手法为摩法。本法具有和中理气、消积导滞、调节肠胃蠕动、活血散瘀和镇静、解痉、止痛等作用。本法刺激轻柔、缓和、舒适，常用于按摩开始时，以减轻疼痛或不适；常配合揉法、推法、按法等手法，治疗脘腹胀痛、消化不良、痛经等病症。

7.拍击法

用手掌或手的尺侧面等拍击体表的手法为拍击法。常用的有拍打法、叩击法和切击法三种手法，均具有促进血液循环、舒展肌筋、消除疲劳和调节神经肌肉兴奋性的作用。多用于肩背、腰臀及四肢等肌肉肥厚处。缓慢的拍打和叩击，常用于运动后加速消除疲劳；用力较大、频率较快、持续时间短的切击，常用于运动前提高神经肌肉兴奋性。单指或多指的叩击是穴位按摩常用的手法。

8.抖法

抖法分为肢体抖动法和肌肉抖动法两种。肢体抖动法是用双手或单手握住肢体远端，微用力做连续小幅度的上下快速抖动。肌肉抖动法是用手轻轻抓住肌肉，进行短时间的左右快速抖动。抖法具有舒筋通络、放松肌肉、润滑关节的作用。多用于肌肉肥厚的部位和四肢关节，常用来消除运动后的肌肉疲劳，是按摩结束阶段的一种手法。

9.搓法

用手背近小指侧部分或小指、无名指、中指的掌指关节突起部分着力，附着于一定部位上，通过腕关节屈伸和前臂旋转的复合运动，持续不断地作用于被按摩的部位上，此为搓法。本法具有活血散瘀、消肿止痛、缓解肌肉痉挛、增强肌肉活动能力和韧带柔韧性、促进血液循环及消除肌肉疲劳等作用。本法压力较大、接触面积较广，适用于肩背部、腰骶部及四肢部等肌肉较肥厚的部位，常用于治疗运动损伤及消除肌肉疲劳。

10.掐法

用拇指指端或指甲按压穴位的手法为掐法。本法用力较重而刺激面积较小，为开窍解痉的强刺激手法，具有消肿、防止粘连及开窍醒脑、提神解痉、行气通络的作用，常用于晕厥、惊风等。

二、注意事项

按摩者的双手应保持清洁、温暖，指甲应修剪，指上不戴任何装饰品，以免损伤被按摩者的皮肤；为使按摩顺利进行，取得良好的效果，按摩者的体位应便于操作，被按摩者的肌肉应充分放松；全身按摩时应注意操作方向，要顺着血液和淋巴液回流的方向；按摩时，要注意顺序，用力要由轻到重，再逐渐减轻至结束。

这些病最适合按摩治疗

按摩为深受广大群众喜爱的养生健身措施。对正常人来说，按摩能增强自然抗病能力，取得保健效果；对患者来说，既可使局部症状消退，又可加速患部功能的恢复，从而收到良好的治疗效果。但是，是不是所有人都适合做按摩保健？哪些疾病患者可以做按摩呢？

一、主要适应证

1.骨关节损伤

如各种扭挫伤、关节脱位、椎间盘突出症、颈椎病、风湿性关节炎、肩周炎、骨折后遗症等。

2．内科疾病

如头痛、失眠、胃脘痛、胃下垂、感冒、咳嗽、哮喘、胆绞痛、高血压、心绞痛、糖尿病、便秘、偏瘫等。

3．妇科疾病

如月经不调、痛经、经前期紧张征、更年期综合征、盆腔炎等。

4．儿科疾病

如小儿感冒、发热、咳嗽、哮喘、腹痛、呕吐、便秘、遗尿、消化不良、斜颈、脑瘫等。

二、主要方法

下面具体介绍几种生活中常见病症的按摩治疗方法。

1.腰扭伤

患者俯卧位。用按法在压痛点周围治疗，逐渐移至疼痛处，手法压力由轻到重，反复操作5分钟，同时配合腰部被动后伸活动，幅度由小到大。按揉肾俞、腰眼，拿委中，以酸胀为度。然后用分筋法、拨筋法在痛点的上下方治疗，手法宜柔和深透。用斜扳法整复关节，如有棘突偏歪者，可用旋转复位法整复。最后，用掌推法在伤侧由上至下操作3～5次，再用直擦法操作，以透热为度。

2.面部肌肉痉挛

患者或他人用拇指或食指指腹沿着枕额肌额腹的方向从眉弓向头顶或从头顶向眉弓方向轻轻地按摩3分钟。按摩时可以轻轻地从眉弓处向头顶发际处推拉，或缓慢地揉搓；用食指及拇指的指腹，沿着患侧口角向人中沟方向按摩，然后再沿着人中沟向口角方向按摩，如此来回按摩3分钟。下口轮匝肌：

用食指及拇指指腹，沿着患侧口角向中心方向按摩，然后再向患侧口角方向按摩，如此来回按摩3分钟。

3.风湿性关节炎

上肢部按摩：患者仰卧势，两手臂自然伸直置于身体两旁。医者可先在患者右侧掌背面用按法向上沿腕背、前臂至肘关节按摩，往返3~5次，然后患者翻掌再以揉法施治，并配合肘、腕、掌指关节的被动运动。在肘、腕部以按揉法按摩1~2分钟，并配合肘关节的伸屈和腕关节的摇动，然后以捻法，捻每一手指关节与掌指关节并配合小关节的摇动，最后再摇肩关节，搓上肢3~5次。左右相同。

下肢部按摩：患者侧卧，医者先用揉法施于臀部，再向下沿大腿后侧、小腿后侧，直至跟腱，往返2~3次。患者仰卧，医者站于旁，用揉法施于大腿前部及内外侧，再沿膝关节向下到小腿前外侧、足背，直至趾关节。同时配合踝关节屈伸及内、外翻的被动运动。

影响按摩疗效的因素

中医按摩来源于实践，逐步发展成为自觉的医疗活动，进而形成了中医的按摩学科。按摩在实践中疗效显著，但要注意各种影响疗效的因素。

一、按摩的主要疗效

1.疏通经络

《黄帝内经》里说"经络不通，病生于不仁，治之以按摩醪药"，说明按摩有疏通经络的作用。例如，按揉足三里，推脾经，可增强消化腺的分泌功能等。从现代医学角度来看，按摩主要是通过刺激末梢神经，促进血液、淋巴循环及组织间的代谢过程，以协调各组织、各器官间的功能，使机体的新陈代谢水平有所提高。

2.调和气血

按摩以柔软、轻和之力，循经络、按穴位，施术于人体，通过经络的传导来调和营卫气血，增进机体健康。现代医学认为，用按摩手法进行机械刺激，通过将机械能转化为热能，提高局部组织的温度，促使毛细血管扩张，改善血液和淋巴循环，使血液黏滞性减低，从而降低周围血管阻力，减轻心脏负担，故可防治心血管疾病。

3.提高机体免疫能力

按摩具有抗炎、退热、提高免疫力的作用，可增强人体的抗病能力。也正是由于按摩能够疏通经络，使气血周流、保持机体的阴阳平衡，所以按摩后可感到肌肉放松、关节灵活、精神振奋，对消除疲劳、保证身体健康有重要作用。

二、影响按摩疗效的因素

1.按摩手法

按摩是通过手法所产生的动力，在患者的穴位或特定的部位上施术，使其局部或全身产生相应的生理反应，以调整机体的病理状态。因此，手法的优劣是决定疗效的首要因素，按摩医生是否注重基本功的训练，会直接影响手法作用的发挥。

2.按摩强度

按摩治疗中所采取的刺激强度，应根据患者的自身的情况如病之虚实、体质强弱及神经类型等具体灵活地掌握。切忌不论患者的具体情况如何，一律采取相同的刺激量；或片面认为刺激量越重，疗效越好。盲目按摩可能会使一些虚证、急性病症、体弱及神经敏感患者的症状加重。

3.主次穴位的选择

按摩治疗在手法的选择、穴位的配用方面也应有主次之分。这主要表现在刺激部位或穴位的选择、刺激量和刺激时间的分配及刺激形式的不同等方面。一般来说，以刺激点或阿是穴为主，并以此为施术的重点。与次要施术部位相比，刺激要相对大些，操作次数要相对多些，时间也应长些。

4.手法和穴位的对抗

同药物一样，手法之间和穴位之间也存在相互对抗。一般情况下，就手法的性质而言，补法与泻法相互对抗；就刺激量而言，轻刺激和重刺激相互对抗；就手法种类而言，点、按、拨和推、揉、摩相对抗。在治疗中应注意避免同时使用作用相反的手法和穴位。

5.穴位定位

内科疾病在其发病脏腑所属或有关经络的穴位上可见压痛。其他疾病在其有关经络的某些穴位上，也可见到异常反应。然而，即使是同一脏腑或同一部位的病变，因病情的性质及轻重的程度不同，不仅其相应穴位的压痛、反应形式各有差异，而且压痛的位置点也各有偏移，不能只局限于穴位的分寸定位取穴。

6.治疗时间

治疗时间（简称疗时）直接决定治疗的总量，影响疗效的优劣。疗时过短，达不到应有的治疗总量，故影响疗效；疗时过长，治疗总量过大，不仅疗效受到影响，甚至可能导致一些副作用的产生，久而久之，还可伤正气。

7.疗程

疗程是指疾病在治疗中，某一阶段所需的时间，要根据发病时间的长短和病情的严重程度及疗效而定。一般来说，病程越长，病情越严重，疗程也越长。按摩治疗也应适当安排疗程。

按摩也有禁忌证

按摩疗法作为物理疗法的一种，虽然安全、无毒副作用，但其亦有一定的禁忌证，如使用不当，则会引起不良后果。

一、按摩的主要禁忌

体质极度衰弱，有严重心脏病、肝硬化、脑部病变和癌症出现恶病质者；有严重皮肤损伤及皮肤病患者，如皮肤烫伤、冻伤、癣、脓肿、湿疹等；有白血病、败血症等血液病的患者；有结核、癌症、骨折病变的患者；孕妇的腹部、腰部、骶部；过饥、过饱、剧烈运动后的患者；神志不清或意识模糊的患者；其他可疑症状诊断不明确者。

二、按摩注意事项

1. 辨证施补，综合考虑

按摩补益方法甚多，其目的不外乎调整阴阳、调和气血及调补脏腑的功能。在使用按摩补益时，要辨证施补，分清阴虚还是阳虚、气虚还是血虚，要辨清病在哪个脏腑。例如，肾虚者采用益肾固本的方法，脾胃虚弱者则采用健脾和胃之法。此外，不同的季节也要有所侧重。例如，春天的按摩补益要采用疏肝利胆、养血柔肝之法，而秋天的按摩补益则要用补益肺气、滋阴润燥之法。在辨证施补时，要把各方面的因素综合起来考虑，有选择性地进行。

2.集中精神，全神贯注

集中注意力，调匀呼吸是按摩补益施术者和使用按摩方法实施自我补益者必须注意做到的。在自我按摩补益时，只有在注意力集中、呼吸均匀的情况下才能细心体会到机体在实行自我按摩后的变化，从而及时调整按摩手法、力度、频率等，以收到预期的效果。在给他人使用按摩的方法进行补益时，施术者更要集中注意力，仔细观察和了解被按摩者的感受及机体的反应，以调整和改变自己的手法。不可随意中断治疗，要连续完成预定的全部程序，以确保按摩补益的效果。

3.循序渐进，坚持不懈

在养生保健方面，无论是运动养生，还是饮食养生，都要持之以恒。按摩补益亦是如此，需循序渐进，持之以恒，如果三天打鱼两天晒网，或一曝十寒，是不可能收到好的效果的。例如摩腹，如果从来没有做过按摩的人，一开始要认真地摩一二百遍还是很累的。因此，开始时用力可小一些，摩的次数少一些，以后再逐渐增加。另外，按摩一段时间后，补益的效果可能不明显，或开始效果明显，以后并不十分明显，不能因此而丧失信心。其实按摩补益与饮食补益等其他补益方法一样，有的能立竿见影，有的则需要相当长的时间才能见效。按摩补益健身，需长期坚持，持之以恒，有的甚至要终生坚持，才能达到健康长寿的目的。

4.时间适当，早晚最佳

按摩补益，无论是自我按摩，还是家庭成员之间相互按摩，一般均宜安排在早、晚进行，效果尤佳。一是因为一般白天要工作，时间较紧，而早、晚尤其是晚上时间相对宽裕，有利于集中精力静下心来实施按摩。二是因为历代养生家认为，早晨是阳气生发之时，此时实施自我按摩可以外引阳气，振奋精神；晚上按摩则有利于消除疲劳，促进睡眠，提高睡眠的质量。

5．体质不同，因人而异

在实施按摩补益时，要按照轻缓为补的总原则，并根据自身或被按摩者的体质等情况确定按摩的手法、力度和持续时间。如对年老体弱、久病体质较差者，按摩时手法要轻，同时可增加按摩次数和延长按摩时间以达到预期的效果。对于身材高大健硕者，手法则要适当加重，以防力度过小起不到效果。

6．避风保暖，安全第一

无论是自我按摩，还是家庭成员间的相互按摩，都要注意选择温暖无风的舒适环境。按摩补益时，对一般人而言，由于手法较轻，不会引起局部皮肤损伤。但对于皮肤干燥的人、老年人和皮肤娇嫩的婴幼儿，则要使用麻油、按摩膏等介质，以防损伤局部皮肤。

不可不知的按摩保健技巧

人体五大保健要穴

人体的五大保健要穴是足三里、合谷、列缺、神阙、命门穴。

足三里，又名三里穴、下陵穴、胃管穴、鬼邪穴、下三里等。在人体的穴位中，足三里的"名气"很大，甚至很多人把足三里作为养生保健第一大穴。刺激足三里可以强身健体，还能防治多种疾病。具体来讲，足三里可以调理脾胃、补中益气、通经活络、疏风化湿、扶正祛邪。此外，足三里是抗衰老的有效穴位，经常按摩该穴，可以增强机体免疫力，提高抗病能力，对于抗衰老、延年益寿大有裨益。

合谷，将一手的拇指第一个关节横纹正对另一手的虎口边，拇指屈曲按下，指尖所指处即合谷。合谷又称虎口，为手阳明大肠经的原穴，是四总穴之一。按摩合谷穴，可以使合谷穴所属的大肠经脉循行之处的组织和器官的疾病减轻或消除。在全身体表下的数百个腧穴中，合谷穴的治疗范围最为广泛，具有全身性的治疗作用，历代医家对它都很重视。

列缺是八脉交会穴之一，别名童玄、腕劳。通任脉，有宣肺散邪、通调经脉之功。在古代，列缺是闪电，列是分开，缺是破裂，闪电的形状是一分为二的，中间有一条缝，所以叫列缺，而这个穴位在解剖学上的位置正好位于两条肌腱之间。列缺是肺的络穴，从这里又始走入大肠经，一分为二，贯穿于两条经络之间，正好应了列缺之名。颈部以上的病痛都可以用该穴位来治疗。

神阙就是人们常说的肚脐，是人体中唯一可以用手触摸、用眼睛看到的穴位。阙，意为门楼，宫门；神阙，意为元神之气通行出入的门户。人体先天的强弱与此穴密切相关，所以神阙又被称为"先天之本源，生命之根蒂"。古人有"脐为五脏六腑之本""元气归脏之根"的说法。神阙穴是任脉上的要穴，是调整脏腑、平衡阴阳的枢纽，可以调和脾胃、益气养血、温通元阳、复苏固脱。经常按摩神阙穴是古今养生家的重要修炼方法。

命门，别名属累、精宫。命，人之根本也，以便也；门，出入的门户也。本穴因其位处腰背的正中部位，内连脊骨，外输督脉，气血流行不息，为人体的生命之本，故名命门。命门是人身阳气的根本，生命活动的动力，对男子所藏生殖之精和女子胞宫的生殖功能有重要影响，对各脏腑的生理活动，起着温煦、激发和推动作用，对饮食物的消化、吸收与运输，以及水液代谢等都具有促进作用。

一、取穴定位

1.足三里

足三里位于小腿前外侧，当犊鼻下3寸，距胫骨前缘一横指（中指）。找穴时左腿用右手、右腿用左手以食指第二关节沿胫骨上移，至有突出的斜面骨头阻挡为止，指尖处即为此穴。另外一种简易找法：从下往上触摸小腿的外侧，在膝盖骨下面可摸到凸块（胫骨外侧髁）。由此再往外，

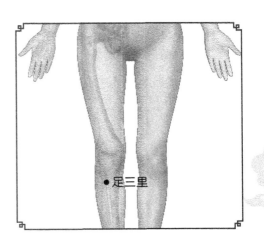

斜下方一点之处，还有另一凸块（腓骨小头）。这两块凸骨以线连起来，以此线为底边向下作一正三角形。而此正三角形的顶点，正是足三里。

2.合谷

确定此穴时应让患者侧腕对掌，自然半握拳，合谷穴位于手背部位，第二掌骨中点，拇指侧（或在手背，第一、二掌骨间，第二掌骨桡侧的中点）。另一种简易找法：将拇指、食指合拢，在肌肉的最高处取穴；或拇指、食指张开，以另一手的拇指关节横纹放在虎口上，拇指下压处取穴。

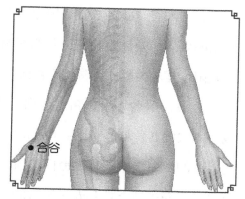

3.列缺

正坐或仰卧，微曲肘，侧腕掌心相对，列缺穴位于手腕内侧(大拇指侧下)，能感觉到脉搏跳动之处（或在前臂桡侧缘，桡骨茎突上方，腕横纹上1.5寸，当肱桡肌与拇长展肌腱之间）。简便取穴法：两手虎口自然垂直交叉，一手食指按在另一手桡骨茎突上，指尖下凹陷中是此穴。

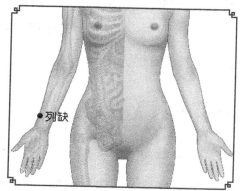

4.神阙

神阙位于脐窝正中，仰卧，当脐的中央取穴。

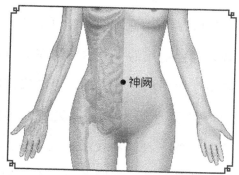

5.命门

俯卧位，在腰部，当后正中线上，第二腰椎棘突下凹陷处。指压

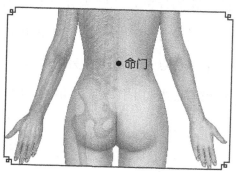

时，有强烈的压痛感。

二、主要适应证

1.足三里

足三里穴是"足阳明胃经"的主要穴位之一，它具有调理脾胃、补中益气、通经活络、疏风化湿、扶正祛邪、生发胃气的功能，故有"肚腹三里留"之说。刺激足三里穴可使胃肠蠕动有力，帮助消化，还可以提高机体防御疾病的能力，是治疗消化器官疾病和头痛、牙痛、神经痛、鼻部疾病、心脏病、呼吸器官疾病及一切胃肠和腹部不适的主穴。此外，对脚气病、抑郁症、更年期综合征、腰腿疲劳、皮肤粗糙也很有效。

2.合谷

合谷为手阳明大肠经上的重要穴位之一。该穴可以镇静止痛、通经活络、清热解表。主治牙痛、牙龈疼痛、青春痘、赘疣、三叉神经痛、视疲劳、耳鸣、面神经麻痹、口眼歪斜、打嗝、头痛、目赤肿痛、鼻出血、牙关紧闭、耳聋、疟腮、咽喉肿痛、热病无汗、多汗、腹痛、便秘、经闭、滞产等。

3.列缺

列缺为手太阴肺经上的重要穴位之一。该穴对于预防颈椎病具有独到的效果，可以迅速缓解颈椎突发性疼痛。对于现代人来说，列缺还有一项很好的功能——戒烟，每天用拇指按摩或者用棍棒刺激列缺，可以很好地控制烟瘾。列缺是肺经上的穴位，对肺功能有很好的调理作用，一些从事伤肺工作的人可以经常按摩该穴。

4.神阙

神阙为任脉要穴，居于躯干之中，为任、冲、带三脉交会之所，邻近胃及大肠。脐通百脉，调阴阳、补气血、温脾肾、行强壮，培补元气，故脐疗可以增强机体免疫力。神阙与人体生命活动密切相关。经常按摩神阙，可使人体真气充盈，精神饱满，体力充沛，腰肌强壮，面色红润，并对腹痛肠鸣、水肿膨胀、泻痢脱肛、中风脱证等有独特的疗效。

5.命门

命门与神阙穴相平行，亦是人体的长寿大穴。命门的功能包括滋肾阴和养肾阳两个方面的作用。中医认为，命门之火就是人体阳气，命门火衰证多与肾阳不足证一致。补命门的药物多具有补肾阳的作用。经常按摩命门可强肾固本，温肾壮阳，强腰膝、固肾气，延缓衰老，并可疏通督脉上的气滞点，加强其与任脉的联系，促进真气在任、督二脉上的运行，治疗阳痿、遗精、脊强、腰痛、四肢困乏、行走无力、腿部水肿、耳部疾病等。

三、按摩保健方法

1.足三里

将拇指指面着力于足三里穴位之上，垂直用力向下按压，按而揉之。其余四指握拳或张开，起支撑作用，以协同用力。让刺激充分达到肌肉组织的深层，产生酸、麻、胀、痛和走窜等感觉，持续数秒后，渐渐放松，如此反复操作数次即可。每次按压5～10分钟，每分钟按压15～20次，注意按压的力度。足三里尤适合日常按摩，经常按摩该穴，对于抗衰老、延年益寿大有裨益。

2.合谷

按法是将拇指指端按在合谷穴上，用力深压捻动。揉法是将拇指指腹放在合谷穴上，轻柔和缓地揉动。一指禅推法是把拇指指端放在合谷穴处，前臂主动摆动，带动腕关节摆动以及拇指左右摆动。点法是把拇指指端按在合谷穴上，伸直拇指压而点之。

3.列缺

用一手的食指按揉对侧手的列缺穴，每侧揉50次，然后换对侧，以产生酸胀感为度。

4.神阙

团摩脐周，用左手的手掌叠放在右手背上，将右手的手掌心贴在肚脐下，适当地用力绕脐顺时针团摩腹部1～3分钟，以腹部发热为佳，可以起到健运脾阳、和胃理肠的功效。

5.命门

掌擦命门及两肾，以感觉发热发烫为度，然后将两掌搓热捂住两肾，意念守住命门约10分钟即可。

性功能保健要穴——关元

关元为任脉与足太阴脾经、足少阴肾经、足厥阴肝经的交会穴，系三焦元气所发处，联系命门真阳，为阴中之阳穴。它是补益全身元气的要穴，点按此穴可补摄下焦元气，扶助机体元阴元阳。它也是历代医家公认的强壮要穴，可以保健和延缓衰老。经常按摩关元，可以激发肾气。

一、取穴定位

取穴时可采取仰卧的姿势，关元穴位于下腹部，前正中线上，从肚脐到耻骨上方画一线，将此线五等分，从肚脐往下3/5处即是此穴。

二、功能主治

关元为任脉的主要穴位之一。具有培元固本、补益下焦之功，凡元气亏损者均可使用。主治泌尿生殖系统疾病，如遗尿、尿血、尿频、尿潴留、尿道痛、痛经、闭经、遗精、阳痿。此外，本穴对神经衰弱、失眠症、手脚冰冷、荨麻疹、精力减退、肥胖症等也有很好的疗效。

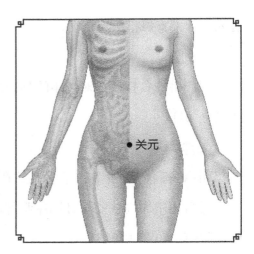

三、穴位配伍

配气海、肾俞（重灸）、神阙（隔盐灸），急救中风脱证。

配足三里、脾俞、公孙、大肠俞，治虚劳、肠胃炎、腹痛。

配三阴交、血海、中极、阴交，治月经不调。

配中极、大赫、肾俞、次髎、命门、三阴交，治男子不育症、阳痿、遗精、早泄、尿频、尿闭、遗尿。

配太溪、肾俞，治泻痢不止、五更泄。

四、保健方法

双手交叉重叠置于关元穴上，稍加压力，然后交叉之手快速地、小幅度地上下推动。操作不分时间地点，随时可做。注意不可以过度用力，按揉时只要局部有酸胀感即可。

养神醒脑要穴——百会与风池

百会，位于头顶正中线与两耳尖直上连线的交点处。首见于《针灸甲乙经》，归属督脉，别名"三阳五会"。百会为百脉之会，百病所主，故百会穴的主治病症颇多，为临床常用穴之一。

风池，最早见于《灵枢·热病》篇："风为阳邪，其性轻扬，头顶之上，惟风可到，风池穴在颞颥后发际陷者中，手少阳、阳维之会，主中风偏枯，少阳头痛，乃风邪蓄积之所，故名风池。"

一、取穴定位

1.百会

采取正坐的姿势，百会位于头顶正中心，两耳尖直上连线的中点。

2.风池

风池位于项部，当枕骨之下，与风府相平，在胸锁乳突肌与斜方肌上端之间的凹陷处。

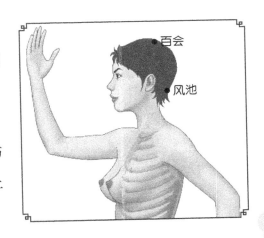

二、功能主治

1.百会

百会具有醒脑开窍、安神定志、升阳举陷、通督定痫的功效。本穴主治头痛、头重脚轻、痔疮、高血压、低血压、宿醉、目眩失眠、焦躁等。此穴为督脉的重要穴位之一，是治疗多种疾病的首选穴。

2.风池

按摩风池可以提神醒脑，改善大脑血供。主治头痛、眩晕、颈项强痛、目赤痛、目泪出、鼻渊、鼻出血、耳聋、气闭、中风、口眼歪斜、疟疾、热病、感冒、瘿气、落枕等。

三、穴位配伍

1.百会

配长强、大肠俞，治小儿脱肛。

配人中、合谷、间使、气海、关元，治尸厥、卒中、气脱。

配脑空、天枢，治头风。

配养老、风池、足临泣，治梅尼埃病。

配曲鬓、天柱，治脑血管痉挛、偏头痛。

配水沟、足三里，治低血压。

配水沟、京骨，治癫痫大发作。

配肾俞（回旋灸），主治漏尿、子宫脱垂。

2.风池

配合谷、丝竹空，治偏、正头痛。

配脑户、玉枕、风府、上星，治目痛不能视。

配百会、太冲、水沟、足三里、十宣，治中风。

四、保健方法

1.百会

用手掌按顺时针方向和逆时针方向各按摩50圈，每日2～3次。坚持按摩，低血压的现象就会逐渐好转。

2.风池

保持身体正直，两手拇指分别置于两侧风池穴，头后仰，拇指环形转动按揉穴位1分钟，可感到此处有明显的酸胀感，反复5次。

改善内分泌功能，调畅气机要穴——天枢与太冲

天枢是临床常用穴位，其应用以治疗肠胃疾病为主。天枢为足阳明胃经穴，是手阳明大肠经募穴，位于脐旁两寸，恰为人身之中点，如天地交合之际，升降清浊之枢纽。人的气机上下沟通、升降沉浮，均过于天枢穴。

太冲位于足背侧，第一、二跖骨结合部之前凹陷处。太冲为足厥阴肝经上的重要穴位之一。郁闷烦恼时，用拇指指腹按住太冲穴往下压，缓缓加力，按压1分钟，再缓缓收力，放开。如此反复指压太冲穴，每只脚按压3～5次，会觉得神清气爽、心情愉悦。

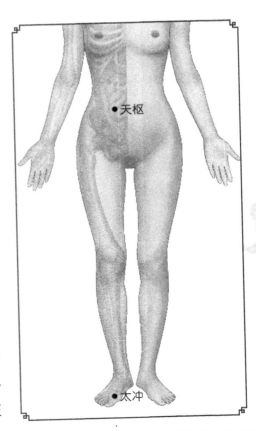

一、取穴定位

1.天枢

取仰卧位，天枢穴于人体中腹部，肚脐向左、右三指宽处。

2.太冲

取正坐或仰卧的姿势，太冲位于足背侧，第一、二趾跖骨连接部位中。以手指沿蹈趾、次趾夹缝向上移压，压至

能感觉到动脉应手之处，即是太冲。

二、功能主治

1.天枢

天枢是大肠之募穴，是阳明脉气所发，主疏调肠腑、理气行滞、消食，是腹部要穴。刺激天枢对于改善肠腑功能，消除或减轻肠道功能失常而导致的各种证候具有显著的功效。另外，天枢对肠腑有明显的良性双向调节作用，既能止泻，又能通便。

2.太冲

太冲为足厥阴肝经上的重要穴位之一。此穴善于调节上、中、下三焦之总气，又称"消气穴"，人在生气后按压此穴有消气作用，可缓解因生气引起的一些不适症状。此外，按压太冲可以调理如下疾病：头痛、眩晕、目赤肿痛、青盲、口歪等头面五官病证；中风，癫痫，小儿惊风；黄疸、胁痛、呕逆、腹胀等肝胃病证；月经不调、痛经、经闭、带下等妇科病证；遗尿，癃闭；下肢痿痹，足跗肿痛等。

三、保健方法

1.天枢

经常按摩天枢穴可以养生。按摩的方法是用两个拇指顶在天枢穴位置，然后做轮转按摩。这样做可以使腑气通畅，改善脏腑气机，治疗便秘。经常这样做，对腹痛、痢疾、高热等也有独特的治疗作用。如果是因受凉引起的腹痛，用艾条灸天枢穴20分钟，可使病情得以改善。

2.太冲

按压太冲穴前，最好先用温水浸泡双脚10～15分钟，再用左手拇指指腹揉按右太冲穴3分钟，然后换右手拇指指腹揉按左太冲穴3分钟。反复3～5次，共计10～15分钟。揉按时要用一点力度，以产生酸胀甚至胀痛感为宜。这种方法最适合那些爱生闷气的人，还有那些郁闷、焦虑、忧愁难解的人。建议在饭后1小时进行按摩。但需要注意的是，有凝血障碍者慎用，孕妇禁用。

按摩调理手少阳三焦经

手少阳三焦经起自无名指尺侧端，上出于第四、五指之间，沿手背至腕部，向上经尺、桡两骨之间通过肘尖部，沿上臂后到肩部，在大椎穴处与督脉相会；又从足少阳胆经后前行进入锁骨上窝，分布在两乳之间，脉气散布联络心包，向下贯穿膈肌，统属于上、中、下三焦。其分支从两乳之间处分出，向上浅出于锁骨上窝，经颈至耳后，上行出耳上角，然后屈曲向下至面颊及眼眶下部。另一支脉从耳后进入耳中，出行至耳前，在面颊部与前条支脉相交，到达外眼角。脉气由此与足少阳胆经相接。

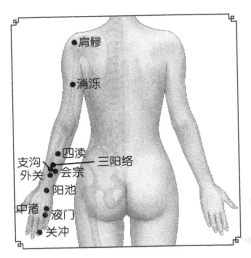

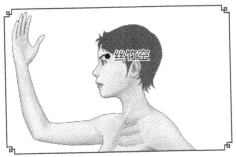

一、主要穴位及作用

本经腧穴有关冲、液门、中渚、阳池、外关、支沟、会宗、三阳络、四渎、天井、清冷渊、消泺、臑会、肩髎、天髎、天牖、翳风、瘈脉、颅息、角孙、耳门、耳和髎、丝竹空。

1.关冲

在手无名指末节尺侧，距指甲根角旁0.1寸（指寸）。主治头痛、目赤、耳聋、耳鸣、喉痹、舌强、热病、心烦。

2.液门

在手背部，当第4、5掌指关节之间的前缘凹陷中。主治头痛、目赤、耳痛、耳鸣、耳聋、喉痹、疟疾、手臂痛。

3.中渚

在手背部，第4、5掌骨小头后缘之间凹陷中，当液门穴后1寸。主治头痛、目眩、目赤、目痛、耳聋、耳鸣、喉痹、肩背肘臂酸痛、手指不能屈伸、脊膂痛、热病。

4.阳池

在腕背横纹中，当指伸肌腱的尺侧缘凹陷处。主治腕痛、肩臂痛、耳聋、疟疾、消渴、口干、喉痹。

5.外关

腕背横纹上2寸，尺骨与桡骨正中间。主治热病、头痛、颊痛、耳聋、耳鸣、目赤肿痛、胁痛、肩背痛、肘臂屈伸不利、手指疼痛、手颤。

6.支沟

腕背横纹上3寸，尺骨与桡骨正中间。主治暴喑、耳聋、耳鸣、胁肋痛、呕吐、便秘、热病。

7. 会宗

当腕背横纹上3寸，支沟穴尺侧，尺骨的桡侧缘。主治耳聋、痫证、上肢痛。

8. 三阳络

腕背横纹上4寸，支沟上1寸，尺骨与桡骨之间。主治暴喑、耳聋、手臂痛、龋齿痛。

9. 四渎

尺骨鹰嘴（肘尖）下5寸，尺骨与桡骨之间。主治暴喑、暴聋、齿痛、咽喉肿痛、手臂痛。

10. 消泺

肩髎穴与天井穴连线上，清冷渊穴上3寸。主治头痛、颈项强痛、臂痛、齿痛、癫疾。

11. 肩髎

在肩部，肩峰后方，当上臂外展时，肩峰后下方呈现凹陷处。主治臂痛、肩重不能举。

12. 丝竹空

在面部，当眉梢凹陷处。主治头痛、目眩、目赤痛、眼睑跳动、齿痛、癫痫。

二、功能主治

手少阳三焦经能调节水液代谢。治疗腹胀、水肿、小便不利、耳聋耳鸣、咽喉肿痛、目赤肿痛、颊肿、肩臂肘外侧疼痛。

三、保健方法

手少阳三焦经从手无名指关冲穴沿手臂外侧中部走至头面眉梢丝竹空穴。每天沿着手少阳三焦经循行部位由下向上按摩，重点按摩关冲、外关、支沟、臑会、肩髎、天髎、翳风、角孙、耳门、丝竹空，每穴按揉5分钟，以有微微的麻胀感为佳，能预防偏头痛、耳鸣，缓解肩臂肘外侧疼痛等。

按摩调理足少阳胆经

本经起于眼外角，向上达额角部，下行至耳后，由颈侧，经肩，进入锁骨上窝。直行脉再走到腋下，沿胸腹侧面，在髋关节与眼外角支脉会合，然后沿下肢外侧中线下行。经外踝前，沿足背到足第4趾外侧端窍阴穴。有三分支：一支从耳（风池穴）穿过耳中，经耳前到眼角外；一支从外眼角分出，下走大迎穴，与手少阳三焦经会合于目眶下，下经颊车和颈部进入锁骨上窝，继续下行胸中，穿过膈肌，沿胁肋到耻骨上缘阴毛边际（气冲穴），横入髋关节（环跳穴）；一支从足背（临泣穴）分出，

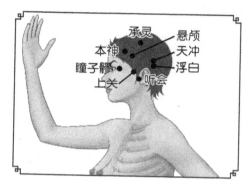

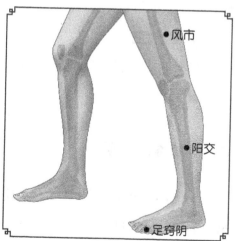

沿第一、二跖骨间到踇趾指甲后（大敦穴），交与足厥阴肝经。

一、主要穴位及作用

本经腧穴有瞳子髎、听会、上关、颔厌、悬颅、悬厘、曲鬓、率谷、天冲、浮白、头窍阴、完骨、本神、阳白、头临泣、目窗、正营、承灵、脑空、风池、肩井、渊腋、辄筋、日月、京门、带脉、五枢、维道、居髎、环跳、风市、中渎、膝阳关、阳陵泉、阳交、外丘、光明、阳辅、悬钟、丘墟、足临泣、地五会、侠溪、足窍阴。

1.瞳子髎

在面部，目外眦旁约0.5寸，当眶外侧缘处。主治头痛、目赤、目痛、怕光羞明、迎风流泪、远视不明、内障、目翳。

2.听会

在面部，当耳屏间切迹的前方，下颌骨髁突的后缘，张口有凹陷处。主治耳鸣、耳聋、聤耳、齿痛、下颌脱臼、口眼歪斜、面痛、头痛。

3.上关

在耳前，下关直上，当颧弓的上缘凹陷处。主治头痛、耳鸣、耳聋、聤耳、口眼歪斜、面痛、齿痛、惊痫、瘛疭。

4.悬颅

在头部鬓发上，当头维穴与曲鬓穴弧形连线的中点处。主治偏头痛、面肿、目外眦痛、齿痛。

5.天冲

在头部，当耳根后缘直上，入发际2寸，率谷后0.5寸。主治头痛、齿龈肿痛、癫痫、惊恐。

6.浮白

在头部，耳根上缘向后入发际横量1寸，天冲穴与完骨穴弧形连线的中1/3与上1/3交点处。主治头痛、颈项强痛、耳鸣、耳聋、齿痛、瘰疬、瘿气。

7. 本神

在头部,当前发际上0.5寸,神庭穴旁开3寸。主治头痛、目眩、癫痫、小儿惊风。

8. 承灵

在头部,头正中线旁开2.25寸,正营穴后1.5寸。主治头晕、眩晕、目痛、鼻渊、鼻衄、鼻窒、多涕。

9. 风市

在大腿外侧正中,腘横纹上7寸;或直立垂手时,中指尖处。主治中风半身不遂、下肢痿痹、麻木、遍身瘙痒、脚气。

10. 阳交

在小腿外侧,当外踝高点上7寸,腓骨后缘。主治胸胁胀满疼痛、面肿、惊狂、癫疾、瘈疭、膝股痛、下肢痿痹。

11. 足窍阴

在第4趾末节外侧,趾甲根角旁0.1寸。主治偏头痛、目眩、目赤肿痛、耳聋、耳鸣、喉痹、胸胁痛、足跗肿痛、多梦、热病。

二、功能主治

足少阳胆经能调节肝胆功能、精神、神经系统功能。主治侧头、眼、耳、鼻、喉、胸胁等部位的病证,肝胆系统、神经系统疾病,发热病,以及本经所过部位的病证。主要症候有寒热,口苦,胁痛,偏头痛,外眼角痛,颈及锁骨上窝肿痛,腋下淋巴结肿大,股、膝、小腿外侧疼痛及第4趾运动障碍。

三、保健方法

足少阳胆经从面部外眼角瞳子髎经侧头部下行，经胸部、腹部侧面，沿下肢外侧中线行至足四趾足窍阴穴。胆经是循行于身体侧面的经络，按揉时如果不便，也可以用按摩棒从上向下轻轻地叩击，重点叩击下肢环跳、风市、阳陵泉、外丘、悬钟等穴位，每个穴位叩击5分钟左右，有微微的热胀感为佳，可以通畅全身气血，预防偏头痛、失眠和神经衰弱。

按摩调理手少阴心经

本经起于心中，属心系，内行主干向下穿过膈肌，联络小肠；外行主干，从心系上肺，斜出腋下，沿上臂内侧后缘，过肘中，经掌后锐骨端，进入掌中，沿小指桡侧至末端，经气于少冲穴处与手太阳小肠经相接。支脉从心系向上，挟着咽喉两旁，连于目系。

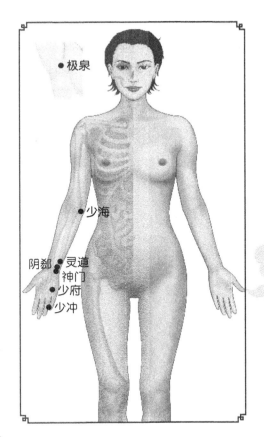

一、主要穴位及作用

本经腧穴有极泉、青灵、少海、灵道、通里、阴郄、神门、少府、少冲。

1.极泉

腋窝顶点腋动脉搏动处。调节心

率，治疗两肋痛。本穴是探知心血管功能的要穴，用拨动法。

2.少海

在肘前区，横平肘横纹，肱骨内上髁前缘。屈肘，在肘横纹内侧端与肱骨内上髁连线的中点处。调节心脏功能，交通心肾，减缓心率降低血压。

3.灵道

腕横纹上1.5寸。防治心脏早搏、慢性心脏病，减缓心率，平静心神。

4.阴郄

腕横纹上0.5寸，尺侧腕屈肌腱的桡侧缘。主治五心烦热、心痛、心悸、吐血、衄血。

5.神门

掌横纹尺侧端，尺侧腕屈肌腱的凹陷处。主治心痛、心烦、惊悸、怔忡、健忘、失眠、痴呆、高血压等。

6.少府

在手掌面，第4、5掌骨之间，手握拳小指与无名指指端之间。主治心悸、胸痛、阴痒、阴痛、痈疡、小指挛痛等。

7.少冲

小指桡侧指甲根角旁。主治心悸、心痛、癫狂、昏迷、热病等。

二、功能主治

手少阴心经主治心、胸、神志病及经脉循行部位的其他病证，如咽干、心痛、口渴、目黄、胸胁痛、手掌热痛等。

三、保健方法

每日沿手少阴心经从上向下进行按摩，重点按揉少海、灵道、通里、神门、少冲等穴位，每个穴位按揉5分钟左右，以有微微的麻胀感为佳，能预防心绞痛、心烦胸闷，失眠等症状，保护心脑血管系统。

按摩调理足少阴肾经

本经循行部位起于足小趾下面，斜行于足心（涌泉穴），出行于舟骨粗隆之下，沿内踝后缘，分出进入足跟，向上沿小腿内侧后缘，至腘内侧，上股内侧后缘入脊内（长强穴），穿过脊柱，属肾，络膀胱。本经脉直行于腹腔内，从肾上行，穿过肝和膈肌，进入肺，沿喉咙，到舌根两旁。本经脉一分支从肺中分出，络心，注于胸中，交于手厥阴心包经。

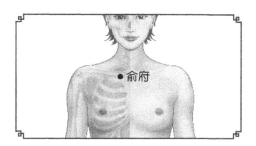
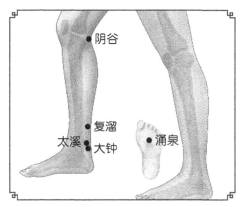

一、主要穴位及作用

本经腧穴有涌泉、然谷、太溪、大钟、水泉、照海、复溜、交信、筑宾、阴谷、横骨、大赫、气穴、四满、中注、肓俞、商曲、石关、阴都、腹通谷、幽门、步廊、神封、灵墟、神藏、彧中、俞府。

1.涌泉

脚底前1/3凹陷处。主治昏厥、中暑、小儿惊风、头痛、目眩、失眠、咯血、喉痹、足心热等。每晚按摩100次可引血下行，调节高血压。按摩时无弹性，体质虚寒的人可用艾灸的方法；肾火旺，肾阴不足，可多揉涌泉穴。

2.太溪

内踝高点与跟腱后缘连线的中点凹陷处。本穴为肾经的原穴，补肾的大穴，拔罐、按摩都行，对人体非常有补益作用。主治头痛、目眩、失眠、健忘、咽痛、耳鸣、耳聋、咯血、消渴、下肢厥冷等。

3.大钟

太溪穴下0.5寸稍后，当跟腱内缘处。主治痴呆、癃闭、便秘、月经不调、咯血、足跟痛等。

4.复溜

太溪穴上2寸，当跟腱的前缘。主治水肿、汗证（无汗或多汗）、腹胀、腹泻、下肢痿痹等。

5.阴谷

屈膝，腘窝内侧，当半腱肌腱与半膜肌腱之间。主治癫狂、阳痿、小便不利、月经不调、崩漏、膝股内侧痛等。

6.俞府

在锁骨下缘，前正中线旁开2寸。主治咳嗽、气喘、胸痛等。

二、功能主治

足少阴肾经能调节泌尿生殖系统功能，治疗泌尿生殖系统疾病、五官咽喉疾病、下肢内侧疼痛等。

三、按摩保健

足少阴肾经循行于人体的正面，从足心涌泉穴沿下肢内后侧上行走至腹胸中线旁俞府穴。可通过按摩的方法进行补益，重点按摩涌泉、太溪、照海、复溜、大赫、气穴、石关、阴都等穴位，对于月经不调、阴挺、遗精、小便不利、水肿、便秘、泄泻等有很好的治疗效果。

减压放松，按摩让你少生病

减轻疲劳按摩

生活中的一些不良习惯会使身体内部出现故障，继而产生一系列的健康问题。按摩不仅能舒缓压力，使肌肉放松、骨骼强健，还能减轻病痛、改善睡眠等。

一、主要方法

1. 按承山穴缓解小腿疼痛

久坐、腿部受凉，容易引发小腿疼痛，甚至出现小腿抽筋，此时可赶紧按摩承山穴。用力按压承山穴会非常酸痛，只能轻按轻揉，以感觉到酸胀微痛为宜。

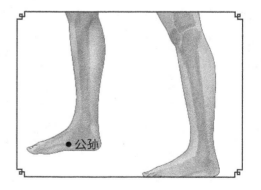

2. 按压公孙穴缓解肠胃不适

吃饭常常不规律，十有八九会患肠胃病。有空多按摩公孙穴，对调理脾胃功能有帮助。具体方法：取坐姿，两手拇指分别按住两侧公孙穴，深呼吸渐渐用力揉按20～30次，每次每穴揉按5～10分钟。

3. 揉捏风池穴缓解颈椎酸胀

缓解颈椎不适的穴位是风池穴。按揉该穴的同时轻轻旋转头颈部，再做些耸肩动作。每天晚上睡前按摩后可以做局部热敷，能起到改善局部血液循环、缓解肌肉紧张、解除疲劳的作用。另外，久坐办公者，工作期间可每隔1～2小时扭扭颈部。

4.刺激睛明穴缓解眼睛干涩

眼睛干涩时，以拇指的指尖对睛明穴进行刺激，以稍微感觉到疼痛为度。可以在工作间隙自行按摩。

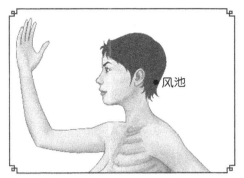

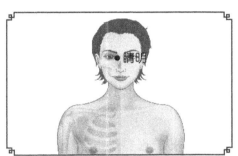

二、保健原则

（1）按摩时除思想集中外，还要心平气和，要求做到身心都放松。

（2）掌握常用穴位的取穴方法和操作手法，以求取穴准确、手法正确。

（3）适度用力。用力过小起不到应有的刺激作用；用力过大易产生疲劳，且易损伤机体。

（4）按摩的次数要由少到多，力量由轻逐渐加重，所用穴位可逐渐增加。

（5）无论用按摩来保健还是用于治疗慢性病，都不是一两天就能见效的，需积以时日，才能逐渐显出效果来，所以应有信心、耐心和恒心。

三、注意事项

要掌握按摩的时间，每次以20分钟为宜。最好早、晚各一次，如清晨起床前和临睡前。为了增强疗效，防止皮肤破损，在按摩时可选用一定的药物作润滑剂，如滑石粉、香油、按摩乳等。做自我按摩时，最好只穿背心、短裤，操作时尽量直接接触皮肤。按摩后有出汗现象时，应注意避风，以免感冒。此外，在过饥、过饱、酗酒或过度疲劳时，不要做保健按摩。

四、预防方法

缓解压力，预防身心紧张，除了按摩减压外，平时还应当做到：

（1）面对困难及时寻求朋友和亲人的帮助，不要独自面对过大的压力。

（2）从烦恼中抽身而出，想点别的事情；试着为自己的生活添加一些笑声与幽默。

（3）合理安排工作计划。

（4）定期进行体育锻炼，增强体质。良好的身体素质是战胜心理压力的基础。

缓解精神紧张按摩

精神紧张多在青壮年中出现，特别是从事脑力工作的上班族。一般来讲，正常人的大脑皮质有兴奋和抑制两个过程，它指导一个人白天精力充沛、头脑清醒，夜间进入休息、睡眠状态；而精神衰弱者，这两个过程由于种种原因发生了紊乱，患者白天感觉脑力不够用，头晕脑涨，不能集中注意力，夜间又睡不着，总之是该兴奋时无法兴奋，该抑制时不能抑制，且伴有肌肉紧张性疼痛。

精神压力的症状可分为两大类：一是兴奋占优势的症状，包括头痛、头晕、耳鸣、情绪不稳定、易激动、心慌、气短、多汗、失眠、多梦、易惊醒等；二是抑制占优势的症状，包括记忆力减退、注意力不集中、思维迟钝、精神萎靡、乏力、性功能减退等。事实上，患者通常会表现为两类症状并存的状况，此消彼长。

一、主要方法

1. 面部按摩

先擦热双掌，然后将双掌贴于面颊，两手中指起于迎香穴，向上推，然后两手分开推向两侧，经睛明、攒竹、瞳子髎等穴，至额角而下，经耳门返回起点，如此反复按摩30~40次，每晚睡前半小时开始。

2. 足底按摩

临睡前用温水泡脚，水浸至小腿肚，两脚轻轻揉擦，15分钟后抹干。盘膝坐，把脚放在对侧膝上。用手心劳宫部位围绕足心（涌泉穴）摩擦至足心暖和发热。先摩擦左脚，再摩擦右脚。此法须长期坚持。

二、预防方法

精神紧张不但影响精神和情绪，还会使身体做出反应，预备"抵抗或逃避"。精神紧张是一种亚健康状态，它是人体对现代生活节奏加快及工作紧张等刺激所做出的反应。精神紧张会导致内分泌失调、心跳加快、血压升高、新陈代谢紊乱等。缓解精神紧张，除按摩外，还有以下几种方法：

1. 散步

步行15分钟即可以产生良好的镇静作用。

2. 深呼吸

通过慢慢地做深呼吸，很快就能使自己平静下来。

3．洗温水浴

温水浴最容易使人感到放松，促进血液循环，放松肌肉。

4．向人倾诉

向他人吐露内心的惧怕和烦恼，这些负面情绪会逐渐消除。

5．放声大笑

放声大笑时，人的心、肺、背部及躯干肌肉都能迅速得到锻炼，胳膊和腿部肌肉将受到刺激。笑过之后，血压下降，心率变慢，肌肉紧张减轻，因而使人处于放松状态。

调节抑郁情绪按摩

抑郁情绪是所有消极情绪中危害最大的一种心理情绪。陷入抑郁情绪的人，往往萎靡不振，对工作和生活失去兴趣，对很多事情麻木不仁。人们在遇到精神压力、生活挫折、痛苦境遇、生老病死、天灾人祸等情况时，很容易产生不同程度的抑郁情绪，经过按摩调节，大多会有不同程度的好转。

一、主要方法

1．按头面部

每晚临睡前半小时搓热双手掌，再将双手掌贴于面颊；两手中指按于迎香穴向上推，经过睛明、攒竹等穴至发际；然后，两手掌向两侧至额角而下，中指经耳廓前部返回起点。如此反复按摩30～40次。

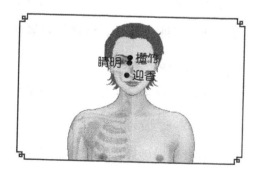

2．搓胸肋部

盘膝坐位，右手平贴右胁肋部，向左上方推至左肩部；然后，左手平贴左胁肋部，向右上方推至右肩部。两边各30次。

3．揉腹

盘膝坐位，一只手的手掌压于另一只手的手背上，按于腹部，以脐为中心，先顺时针方向揉腹30次，再逆时针方向揉腹30次。

4．抹腰

盘膝坐位，两手四指向后叉腰，沿脊柱旁自上而下抹至臀部30次。如果发现有压痛点，可用手指在局部按揉半分钟。

5．揉膝

坐位，两手掌按于两膝膑骨上，由外向内揉动30次，再反方向揉动30次。揉动时，手掌不要离开皮肤，轻度用力，膝部感到舒适即可。

6．搓脚掌

坐位，左手握左踝关节，右手来回搓左脚掌即足底前半部30次；然后，右手握右踝关节，左手来回搓右脚掌30次。

以上六种方式包括了从头到脚的各个部位的按摩，对抑郁症患者来说，进行按摩一定要持之以恒，不要半途而废。

二、预防方法

（1）准确把握自己的性格，发现自己的优势和潜能，从事顺应自己本性、适合自己性格的职业。

（2）通过有效的心理治疗，改变抑郁患者对周围世界的看法。

（3）坚持正常的活动，包括坚持工作、维持正常规律化的生活。

（4）做自己感兴趣的事，广交良友，循序渐进地克服原来的消极情绪和思维模式，减轻抑郁情绪。

睡前放松按摩

现代中医养生家指出背、脊、腋、腹是人体重要的保健区。加强这些部位的保健，可以促进血脉流畅，调节气息，滋养全身器官，是强健体魄、祛病延年的有效保健手段。

一、推背

患者俯卧于床上，头侧向一方，上肢放松。医者立于床边，面向患者头部，双腿拉开小弓字步，双手五指展伸，并列按压于患者背上部，力量适中，向前推出，使背部皮肤肌肉随手掌迅速推移，自上而下，推至腰部，推10次左右。再令患者将头侧向另一方，仍按上法推10次左右。然后，右手握拳，用腕力捶背，力量适中，自上而下捶打数遍。

二、捏脊

患者俯于床上，暴露整个背部。医者沿脊椎两旁二指处，用双手食指和拇指从尾骶骨开始，将皮肤轻轻捏起，然后慢慢地向前捏拿，一直到颈下最高的脊椎部位。如此由下而上连续捏拿4～6遍，且每捏3下将皮肤斜向上方提起，如提法得当，可在第二至第五腰椎处听到轻微的响声。最后，再用双手拇指在腰部两侧的肾俞穴上揉按1分钟即可。

长期坚持捏脊，可健脾养胃，使人胃口好转，面色红润，并可防治营养不良症的发生和发展。

三、摩腹

可两人操作，亦可自我保健。睡前平卧于床，将双手搓热，然后放在脐腹周围，按顺时针方向绕脐摩腹数十圈，注意力量适中。而后以肚脐为中心，再按逆时针方向摩腹数十圈即可。

坚持摩腹可以促进血液和淋巴液的循环，改善胃肠功能，有利于肠蠕动和消化液的分泌，以及胃的纳谷和消化。摩腹可以刺激末梢神经，促进机体代谢，防止和减少腹部脂肪的形成、堆积，是减肥的一剂良方。

足部按摩放松

古代有这样的谚语："竹从叶上枯，人从脚上老，天天千步走，药铺不用找。"这说明人要想健康长寿，必须勤于动脚、动腿，要经常活动，使足部的经络畅通。足部是一个全息元，它包含的反射区对应于身体各个器官，刺激足部相应的反射区，可以起到诊断、治疗疾病的目的。一旦足部发生病变，就会影响全身的健康。而身体某一部位出现病变，也会在双脚相应的反射区反映出来。

一、足部保健要穴

1. 足阳明胃经

解溪：趾长伸肌健与踇长伸肌腱中间凹陷中，在足背和小腿交界的横纹中央内陷处。主治足踝关节痛、偏瘫、下肢瘫痪、踝关节及周围软组织损伤、头痛等。

冲阳：趾长伸肌腱与踇长伸肌腱之间，足背最高处动脉搏动处。主治足背痛、下肢瘫痪、胃痛、口眼歪斜、癫痫。

陷谷：足背第二、三跖骨结合部前的凹陷中。主治水肿、足背肿痛、腹痛、扁桃腺炎、痢疾。

内庭：在足背第二、三趾缝纹端。主治牙痛、胃痛、扁桃体炎、痢疾、足背肿痛等。

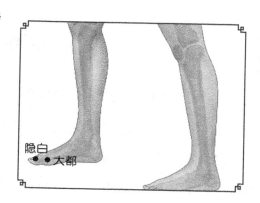

2. 足太阴脾经

隐白：在跗指内侧距趾甲根角旁0.1寸处。主治腹痛、腹胀、多梦、月经过多、月经不调、子宫异常出血、精神错乱。

大都：跗指内侧，在第一跖趾关节前下方，赤白肉际处。主治腹胀、腹痛、呕吐、腹泻、便秘、热病、无汗等。

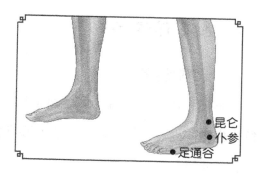

3. 足太阳膀胱经

昆仑：外踝尖与跟腱之间的凹陷处。主治后头痛、项强、腰骶疼痛、足踝肿痛、癫痫、滞产等。

仆参：昆仑穴直下，跟骨外侧，赤白肉际处。主治下肢无力或瘫痪、足跟痛、癫痫。

足通谷：第五跖趾关节前方，赤白肉际处。主治头痛、项强、鼻衄、癫痫。

4．足少阴肾经

涌泉：足趾跖屈时，约足底（去趾）前1/3凹陷处。主治癫痫、头晕、目眩、头痛、中暑、昏迷、小儿惊风、大便难、小便不利、足心热等。

然谷：足内踝前下方，足舟骨粗隆下方凹陷中。主治腹泻、小儿脐风、口噤、咽喉肿痛、小便不利、糖尿病、月经不调等。

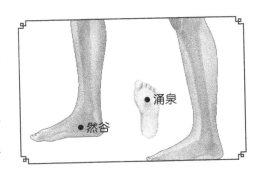

5．足少阳胆经

丘墟：在外踝前下方，趾长伸肌腱的外侧凹陷中。主治目赤肿痛、目翳、颈项痛、胸胁痛、外踝肿痛、足内翻、足下垂等。

足临泣：在第四跖趾关节的后方，足小趾伸肌腱的外侧凹陷处。主治偏头痛、目赤肿痛、胁肋痛、乳腺炎、月经不调、足跗疼痛。

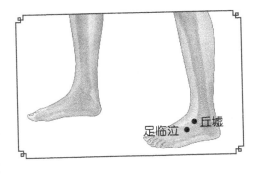

6．足厥阴肝经

大敦：踇趾外侧甲根角旁约0.1寸处。主治疝气、遗尿、月经不调等。

行间：足背，第一、二趾间趾蹼缘上方纹头处。主治头痛、疝气、癫痫、月经不调、小便不通、遗尿、肋间痛等。

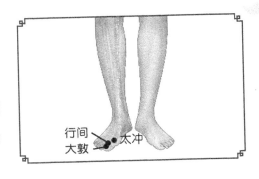

太冲：足背，第一、二跖骨结合部前方凹陷处。主治头痛、头晕、癫痫、小儿惊风、黄疸、胁痛、子宫异常出血、小便不通、下肢痿痹、足跗肿痛。

二、按摩方法

全足彻底按摩需30分钟左右，但不需要每天做全足部按摩。可根据个人体质，全足按摩每周最多做两次按摩就可以了，体质弱者尤其不宜时间过长或次数过于频繁。

按摩时，室内要空气新鲜，温度适宜，避免受风着凉。夏天按摩时不可用风扇吹双足。按摩前要洗净手、足，剪短指（趾）甲，以防损伤皮肤及交叉感染。备好按摩巾、按摩膏等所需用品，根据个人体质决定按摩力度及施术方案，以免发生意外。

自我养生保健按摩法

自我养生保健按摩法简介

自我养生保健按摩法是在自身的穴位上进行操作的一种方法，可以通经络脏腑，强身健体，防病治病，延年益寿，为历代医家所推崇。自我保健按摩简便易行，受客观条件限制较少，随时可做。可根据自身的身体状况，自行编制套路动作并可随时调整。

一、主要作用

日常保健按摩以中医理论为基础，以经络穴位按摩为主，其手法渗透力强，可以放松肌肉、解除疲劳、调节人体机能，具有提高机体免疫能力、疏通经络、平衡阴阳、延年益寿之功效。按摩有利于循环系统和新陈代谢，对于一般慢性病或身体过度虚弱的患者，疗效是比较安全可靠的。对于不便吃药的小儿，按摩可增强体质，起到预防疾病和保健作用。

二、主要方法

自我按摩应选择合适的体位，使身体完全放松，排除杂念，聚精会神，匀称呼吸。意念集中于操作的穴位或部位，或根据自己的需要意守一个特定的穴位或部位。每日早、晚各一次，时长一般在15～30分钟，以全身微微出汗、通畅舒适为最佳。做完之后，可散步休息，但切忌当风，以防感冒。按摩次序一般为头面、胸腹、上肢、下肢。自我按摩时，要注意选择适合自己病情的方案，切忌盲目按摩。

1. 熨目

《诸病源候论》云：鸡鸣以两手相摩令热，以熨目，三行，以指抑目。

左右有神光，令目明，不病痛。

具体做法：两手互相摩擦，搓热后，将手掌放于两眼之上，如此反复3次。然后，用食指、中指、无名指轻轻按压眼球，稍停片刻。宜在黎明时分施行。

功用：养晴明目。常做此法，可使眼睛明亮有神，不生病痛。

2. 摩耳

具体做法：两手掌按压耳孔，再骤然放开，连续做十几次。然后，用双手拇指、食指循耳廓自上而下按摩20次。再用同样方法按摩耳垂30次，以耳部感觉发热为度。

功用：常做此法，可提高听力，清脑醒神。

3. 按双眉

具体做法：用双手拇指关节背侧按摩双眉，自眉头至眉廓，经攒竹、鱼腰、鱼尾、丝竹空等穴。做时可稍稍用力，自己感觉略有酸痛为度，可连续按摩5～10次。

功用：明目，醒神。

4. 摩腹

具体做法：用手掌面按在腹上，以肚脐为中心，先以顺时针方向，再以逆时针方向，各摩腹20次。立、卧均可。饭后、临睡前均可进行。

功用：饭后摩腹，有助于消化吸收;临睡前摩腹，可健脾胃、助消化，并有安眠作用。

5. 捶背

具体做法：两腿开立，全身放松，双手半握拳，自然下垂。捶打时，先转腰，两拳随腰部的转动前后交替叩击背部及小腹，可连续做30～50次。叩击时先下后上，再自上而下。

功用：背部为督脉和足太阳膀胱经循行之处，按摩、捶打背部，可促进气血运行，调和五脏六腑，舒筋通络，益肾强腰。

6. 摩涌泉

具体做法：用左手拇指按摩右足涌泉穴，用右手拇指按摩左足涌泉穴。按摩时，可反复摩搓30～50次，以足心感觉发热为度。此法适宜在临睡前或醒后进行。

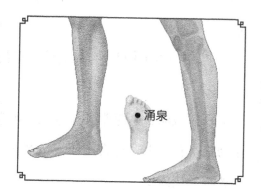

功用：具有调肝、健脾、安眠、强身的作用。

三、注意事项

选穴要准确，手法要精确。按摩时手法要用力得当，过轻或过重都收不到应有的效果；次数要适宜，自我按摩持续一段时间后，手法的次数或力度可以酌情增加，不要轻易改变手法或整个操作过程，过度疲劳、过饥或过饱、酒醉的情况下可暂停。女性经期、妊娠期，腰骶部、腹部及肩井、合谷、血海等穴位要避免按摩，整个过程手法要轻柔以防止意外。即使日常保健按摩，也需要有所节制，长时间按摩，可能会导致一些软组织损伤，以及脊椎小关节损伤等，甚至造成潜在的损害。老人按摩要谨慎，一旦有不舒服，应该及时调整。

头部按摩法

现代人生活节奏越来越快，各方面压力也不断增加，易出现头痛、头晕脑涨、失眠、昏沉不清等诸多不适，掌握一些简单易学的头部保健按摩法可以帮助缓解不适。

一、主要方法

1. 开天门

用拇指指腹按于印堂穴（位于两眉中间）皮肤，以前臂带动手指，自下而上，做双手交替、有节律的抹法。双手共20次，注意力量轻柔，以前额皮肤微红为度。

2. 推前额

用两手拇指指腹按于前额正中皮肤，两手分别向左右两旁做推法，至眉梢处再推回前额中央。注意力量不宜过大。

3. 点按攒竹、鱼腰及太阳

双手拇指指端持续用力，作用于攒竹穴（位于眉毛内侧端）、鱼腰穴（位于瞳孔直上的眉毛中）、太阳穴（位于眉梢与外眼角连线之间向后约一横指的凹陷处），持续数秒至半分钟。如头痛、头晕、昏沉不清，可适当用力；如失眠，则不宜用力过大，应以轻揉为主。

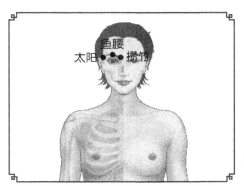

4. 点按四白及迎香

用双手拇指指端持续用力，作用于四白穴（位于瞳孔直下，正对鼻翼处）、迎香穴（位于鼻翼旁凹陷

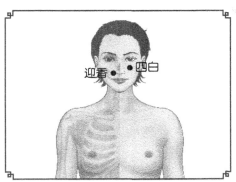

处）。如眼痛眼涩，可重按四白穴；如鼻塞流涕，可重按迎香穴。持续数秒至半分钟。

5．摩掌熨目

两掌互相摩擦，搓热后将两掌心放置在两眼上，使眼部有温热的舒适感。重复操作3～5次，眼睛疲劳、视力不佳者可多做几次。

6．疏通经络

用两手拇指指端沿头部经络线依次点按。自发际前沿正中开始到发际后沿正中为正中线；正中线旁开一横指为第二线；自额角处开始，平行于正中线至发际后沿为第三线；自太阳穴开始绕耳廓至发际后沿为第四线。如遇痛点，可适当做局部的反复弹拨，轻重以能耐受为度。

7．梳头

两手十指弯曲，从前至后做梳头的动作。重复操作5～10次。此动作可经常自行操作，有助于缓解各种头部不适。

8．双鸣天鼓

两掌按住双耳，两手手指放置在患者后头部，用手指轻敲耳后头部数次，两手放松，再重复上述操作3～5次。

9．拿捏肩井

以拇指顶住肩井穴，其他四指轻扶于肩前，与拇指相对用力，提拿起整个肩部肌肉，一拿一放交替进行。

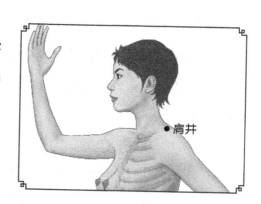

10．整理放松

用双手掌根自颈肩部向两侧沿肩→上臂→前臂的路线轻推数次，以空掌轻轻拍打肩部及后背肌肉，治疗结束。

二、主要作用

头部自我按摩保健可以清心健脑，行气活血，安神定志。坚持头部保健可以改善头部血液循环，令人神清气爽、精力充沛，改善各种头部不适；亦可以使头发乌黑柔顺，改善头皮瘙痒、脱发等症状，对于治疗失眠、头昏及头痛也有良好作用。

三、注意事项

按摩头部前一定要洗脸、洗手，擦干，待双手温暖后再开始按摩。

耳部按摩法

"耳为宗脉之所聚"，十二经脉皆通过耳，所以人体某一脏腑和部位发生病变时，可通过经络反映到耳廓的相应点上。经常按摩耳部能疏通经络，运行气血，调理脏腑，达到防病治病的目的。人体各部位在耳廓的分布好似一个倒置的胎儿，耳垂代表胎儿的头部，耳的外缘部分代表胎儿的躯干及四肢，而内侧部分代表胎儿的内脏器官。按摩耳穴可治疗身体相对应部位的疾病。

一、主要方法

1. 引耳

以右手从头上拽左耳尖14次，即先将右手举过头顶，掌心向头侧，肘关节下弯，再用拇指和食指、中指捏住耳尖，三指用力轻轻地向上拉耳14次。而后，再换左手拽右耳尖，方法同上。通过牵拉耳部，调节人体各系统的生理功能，有益于增强体质，还能起到运动上肢关节的作用。

2．摩耳

双手掌摩擦发热后按摩两耳正面，再向上折，按摩耳背面，反复10次。摩耳廓，以食指贴耳廓内层，拇指贴耳廓外层，相对捏揉，直至发热。此法可疏通经络，对肾脏有保健作用。

3．扫耳

用手把耳朵由后向前扫，可听到嚓嚓声。每次20～30下，每天数次。

4．拉耳垂

用两手的拇指、食指同时按摩耳垂，先将耳垂搓热，然后再向下拉耳垂15～20次，使之微微发热即可。

5．拎耳屏

用两手食指、拇指提拉耳屏，自内向外提拉。手法由轻到重，牵拉的力量以不痛为限，每次3～5分钟，可治疗头痛、头晕、神经衰弱、耳鸣等疾病。

二、主要作用

中医认为"肾主藏精，开窍于耳""耳坚者肾坚，耳薄不坚者肾脆"。耳是肾的外部表现，耳廓较长、耳垂组织丰满，在一定程度上是肾气盛健的一种象征，经常对双耳进行按摩，可以起到健肾补肾、养身延年的作用。长期坚持耳部保健，可以防治耳鸣、耳聋，消除头晕脑涨等不适。

眼部按摩法

眼睛周围的皮肤特别柔细纤薄，并有许多皱褶，特别容易干燥缺水。这些因素决定了眼睛是最容易老化并产生问题的地方。所以，眼部护理是十分重要的。

一、主要方法

（1）先以双手的中指指腹于内眼角位置轻压3秒，再沿着上眼睑轻压至眼球处并停留按3秒，接着按至眼尾位置，同样停下轻压3秒。下眼睑则由眼尾按压至内眼角。

（2）将双掌搓热，然后把掌心轻覆于双眼上，约10秒钟即可。

（3）用食指、中指和无名指沿着下眼眶，按照从内眼角到眼尾的方向轻轻按摩3次。

（4）把拇指放在内眼角处，按照从内眼角至眼尾的方向轻轻按摩上眼睑，最后按压太阳穴。重复3次。

（5）用双手的中指和无名指，分别轻放上、下眼睑处，由靠近鼻梁处轻轻滑到太阳穴，如此重复3次。实际上就是俗称的"剪刀手"，请一定要滑到太阳穴的位置。

二、主要作用

眼部自我按摩能增强眼肌和促进眼球运动，加速眼部血液循环，改善视神经的营养供给，令两目炯炯有神，年虽老而眼不花；亦可增进视力，防治目疾与近视；还可调节视神经和动眼神经的功能，并能使眼肌疲劳得到缓解，延缓眼睑皮肤下垂和眼周皱纹的出现。

三、注意事项

患眼病（急性炎症）时不宜按摩；眼区比较敏感，手法宜轻柔，按揉时以有酸胀感为度，不可用力过猛；可配合使用眼霜等，先涂于眼周再做手法，以增强效果；每次操作前均应洗手，并清洁眼周。

面部按摩法

面部按摩很容易，洗脸、擦乳液时都可以简单地为脸部按摩。按摩脸部可以减缓肌肤松弛、下垂。

一、主要方法

（1）脸颊：使用中指、无名指的指腹，用按揉法先分别从下巴开始沿着脸部轮廓下缘至耳后，从嘴角至耳下；再从人中至耳中，从鼻翼至太阳穴。按摩5～8次。

（2）鼻子：使用中指、无名指指腹在鼻翼两侧行按揉法，并沿着鼻翼两侧至眉头、眉上、太阳穴，轻轻滑压。按摩3～5次。

（3）眉心：运用中指指腹沿着眉心由下往上至前发际，交叉按摩。按摩3～5次。

（4）额头：运用手掌掌腹，沿着额头由下往上轻抚。按摩3～5次。

（5）眼睛：双手掩面以画圈的动作在眼睛周围按摩，从内向外，持续2分钟。

（6）右手的食指与中指做出"V"的姿势，然后夹住左腮部，从左至右轻轻拉伸整个下颚，重复5次后，换左手的食指与中指拉伸右腮部，这个动作能够有效消除"双下巴"。

（7）用双手的手指自下颚向脸颊上面按摩，至耳垂部停止，重复5～6次。

（8）用双手的手指（不要用手掌）自唇角向耳根部按摩，从鼻翼沿眼眶向太阳穴处按摩，重复5～6次。

（9）将食指、中指、无名指指腹放于前额中部，先向上按摩至发际处，再沿发际向两侧太阳穴按摩，重复6次。

二、主要作用

面部按摩可以促进面部血液循环，促进细胞新陈代谢，减少油脂的积累；使皮肤组织密实而富有弹性；消除面部肿胀和皮肤松弛现象，有效地延缓皮肤衰老，令人精神焕发。

三、注意事项

面部按摩时间宜适度，不可太长或太短，须视皮肤的性质、状况和年龄来决定。干性皮肤多按摩，按摩时间8～15分钟；油性皮肤少按摩，按摩时间5～10分钟；过敏性皮肤按摩时间最长2分钟或不按摩，按摩时两手同时进行。按摩前，可在面部抹一些适合自己的精油。因为精油不但可以在按摩时起润滑作用，而且还可以吸收按摩时所产生的热量进行香熏理疗。按摩时不宜过分用力。按摩的动作要有节奏感，速度不宜太快或太慢，最好与心脏跳动的速度大约一致。

腹部按摩法

中医认为脾胃为人体后天之本，胃所受纳的水谷精微能维持人体正常的生理功能。脾胃又是人体气机升降的枢纽，只有升清降浊，方能气化正常，健康长寿。因此，常按揉腹部可以保健养生。

一、主要方法

1. 推擦腰骶部

坐于床上，两手五指并拢，反手以掌根附于同侧的腰骶部，适当用力自上而下地推擦30～50次，直至腰骶部发热。

2. 按揉肾俞穴

坐于床上，两手叉腰，拇指向前按于同侧肋端，中指按于肾俞穴，适当用力按揉30～50次。

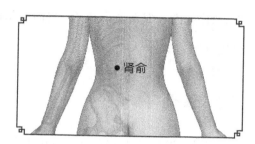

3. 按揉天枢穴

坐于床上，双手叉腰，中指指腹放在同侧的天枢穴上，大拇指附于腹外侧，中指适当用力按揉30～50次。

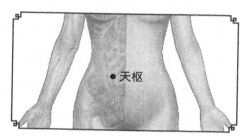

4. 掌揉中脘穴

仰卧于床上，双腿自然伸直，将右手掌心重叠在左手背上，左手的掌心紧贴于中脘穴上，适当用力揉按30～50次。

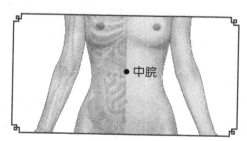

5. 推腹外侧

仰卧于床上，两手分别放在同侧的腹外侧，以掌根从季肋向下推至腹股沟，反复做30～50次。

6. 团摩脐周

仰卧于床上，将右手掌心重叠在左手背上，左手掌心放于肚脐旁，适当用力，绕脐做顺时针环形摩动30～50次。

7. 拿捏腹肌

仰卧于床上，用拇指与其余四指用力对合，边拿边捏腹部肌肉30～50次，双手可同时进行。

8. 按揉关元穴

仰卧于床上，用一手中指指腹放在关元穴上，适当用力按揉30～50次。

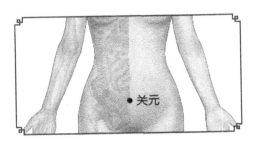

9. 团摩下腹部

用右手掌心重叠于左手背，左手掌心紧贴于下腹部，适当用力做顺时针环形摩动30～50圈，以皮肤发热为佳。

二、主要作用

揉腹可通和上下，分理阴阳，去旧生新，充实五脏，驱外感之诸邪，清内生之百症。现代医学认为，揉腹可增加腹肌和肠平滑肌的血流量，增强肠胃内壁肌肉的张力及淋巴系统功能，使肠胃等脏器的分泌功能活跃，从而加强对食物的消化、吸收和排泄，明显地改善大、小肠的蠕动功能，这对老年人尤其重要。

坚持按揉腹部，还有益于保持精神愉悦。睡觉前按揉腹部，有助于入睡，防止失眠。对于患有动脉硬化疾病的患者，按揉腹部能平熄肝火，平心静气，促进血脉流通，起到辅助治疗作用。

三、注意事项

腹部皮肤有化脓性感染，或腹部有急性炎症时，不宜按揉，以免炎症扩散；腹部有肿瘤者，也不宜按揉，以防癌细胞扩散或出血。揉腹时，出现腹内温热感、饥饿感，或产生肠鸣音、排气等，属于正常反应，无须担忧。

四肢按摩法

中医认为，肾主四肢之骨，脾主四肢之肉，肝主四肢之筋，心主四肢之脉。人体十四经络，遍布周身，其中十二正经循行于手足，有六条经络是经过手指端，即手三阴经，从胸走手，行于手臂内侧；手三阳经，从手走头，行于手臂外侧。还有六条经络循行于足，即足三阴经，从足走腹，行于下肢内侧；足三阳经，从头走足，行于下肢外侧。它们之间是相互衔接的，与内脏存在着密切关系，反映全身血管、神经的功能，故手、足都有全身各部反射区，足底又有人体"第二心脏"之称。

一、主要方法

1. 搓法

搓劳宫：用一手手指搓另一手劳宫穴，力量适中，当感觉发热时，继续搓1分钟，双手交替进行，具有镇静、安神的作用，对于神经衰弱、失眠均有一定疗效。搓涌泉：用拇指或其他手指搓涌泉，直至发热。本法可补肾壮腰，强壮身体，增强性功能。对于男女性功能低下者，有很好的治疗作用。经常搓擦，具有保健作用。

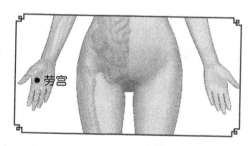

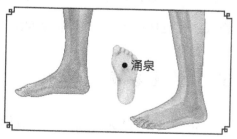

2.四肢击打法

拍打肘、膝关节：用空拳拍打，力量要轻，时间约5分钟，可宣通气血、滑利关节。拍上肢：可以用手掌拍，也可用拳击，自上而下，左右交替进行，具有舒通经络、活血止痛的功能，适用于上肢疼痛、麻木及肌肉萎缩等症。拍下肢：用拳击或掌拍下肢，力量要大，由上至下，可双手交替运用，也可只拍一侧，对缓解下肢肌肉痉挛、僵硬及粘连有较好的效果，还适用于坐骨神经痛、下肢肌萎缩、下肢麻木等症。

3.拿法

拿颈肩臂部：一手五指沿颈、肩、臂方向依次提拿肌肉，在自觉酸痛较重之处可重点提拿，对颈椎病、落枕、肩周炎等引起的颈肩臂痛有一定疗效。拿大腿：可提拿股四头肌，并可提拿大腿后、内侧肌群，力量宜大，时间宜长，以局部组织放松为止。拿小腿：拿小腿后侧肌肉，配合点揉相关穴位，尤其对小腿抽筋疗效明显。拿法应用于四肢，主要是用于放松痉挛、僵硬紧张的肌肉组织，解除肌肉的酸痛、疲劳。

4.揉法

肢体的揉法，是在有关穴位上针对性地治疗某些内脏疾患而采用的准备手法，也是用于局部酸痛、麻木，关节活动受限等症的重点治疗方法，痛点局限时多用指揉，疼痛范围广泛时可用掌揉。

5.捋顺法

用一手掌沿肢体的上下方向来回做往复推顺动作，手掌要有一定的压力，速度可比推法稍快一些，为自我按摩结束时常用的手法。应用本法会有比较舒适的感觉，可调和气血、缓急止痛。

二、主要作用

经常按摩四肢，可疏通十二经脉，活动四肢关节，促进周身血液循环，活血化瘀，对防治关节炎及四肢的各种疾病具有良好的作用。还可增强下肢肌力和关节韧带的柔韧性，使四肢协调能力增强。

三、注意事项

完全按摩四肢耗时较长，身体情况欠佳者应注意控制时间，如有不适应，立即停止，尤其不可空腹或餐后立即做四肢按摩。

按摩调理常见病及亚健康

胃痛

胃痛是胃病患者常见的症状。常由寒邪犯胃、饮食伤脾而引发。比较典型的胃痛的伴随症状繁多，常见的有打嗝、胀气、恶心、呕吐、腹泻、胸闷等。胃痛多见于急慢性胃炎、胃及十二指肠溃疡、胃神经症患者。

◎ 按摩方法

疼痛剧烈者，先在背部脾俞穴、胃俞穴及其附近的压痛点行轻重相继的按法或点法，待疼痛缓解时，再行如下手法：

◆取坐位，调匀呼吸，全身放松，静坐2分钟。

◆将右手半握拳，拇指伸直，拇指指腹紧贴中脘穴，适当用力按揉1分钟。

◆将左手掌心叠放在右手背上，将右手掌根置放在上腹部，适当用力做顺时针环形摩动1分钟。以上腹部有温热感为佳。

◆将双手四指并拢，分别放在同侧剑突旁，沿季肋分推1分钟。（剑突：在胸骨的下端，为一形状不定的薄骨片）

◆将一手拇指与食指、中指对合用力拿捏对侧肩井穴1分钟。双肩交替进行。

◆将一手中指和拇指分别放在另一手的外关穴和内关穴上，两指对合用力按压1分钟。双手交替进行。

◆将一手拇指指腹按在另一手的手三里穴处，其余四指附在穴位对侧，适当用力按揉1分钟。双手交替进行。

◆将双手拇指指尖放在同侧足三里穴上，其余四指附在小腿后侧，适当用力掐按1分钟。

◎ 预防方法

◆少吃油炸、腌制食物及生冷和刺激性食物。切忌暴饮暴食或饥饿不均，戒烟、限酒，多吃富含维生素C的蔬菜和水果。

◆细嚼慢咽，咀嚼次数愈多，消化液的分泌也增多，同时食物越细碎，对胃黏膜的机械刺激越小。

◆胃部受凉会诱发胃痛，故要注意胃部保暖。

◎ 主治穴位

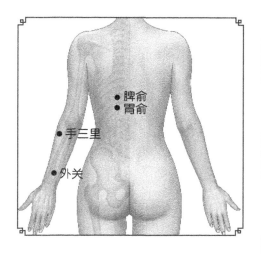

中脘

在上腹部正中线上，当脐上4寸处。

肩井

在肩上，当大椎与肩峰连线中点处。

内关

在腕横纹上2寸，掌长肌腱与桡侧腕屈肌腱之间。

外关

在阳池与肘尖的连线上，腕背横纹上2寸，尺骨与桡骨之间。

手三里

在阳溪穴与曲池穴连线上，当曲池下2寸处。

脾俞

在第十一胸椎棘突下，旁开1.5寸处。

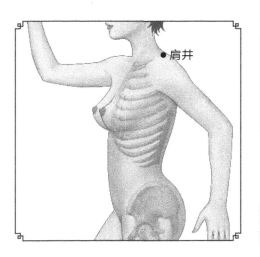

胃俞

在第十二胸椎棘突下，旁开1.5寸处。

足三里

在小腿前外侧，当犊鼻下3寸，距胫骨前缘1横指处。

便秘

疗效显著。长期便秘患者要及时就医，切勿滥用泻药。

色斑等其他症状。长期便秘会引起痔疮、肛裂等。按摩对习惯性便秘、老年性便秘

长期便秘会影响脾胃的运行，造成大肠的传导失常，继发肠胃不适、口臭、

◎ 按摩方法

◆按揉合谷穴：以一侧拇指指腹按住合谷穴，轻轻揉动，以产生酸胀感为宜，每侧1分钟，共2分钟。

◆按揉支沟穴：以一侧拇指指腹按住支沟穴，轻轻揉动，以产生酸胀感为宜，每侧1分钟，共2分钟。

◆按揉足三里穴：坐于床上，两膝关节自然伸直，用拇指指腹按在同侧的足三里穴上，适当用力按揉1分钟，以感觉酸胀为度。

◆按揉三阴交穴：坐于床上，两膝关节自然伸直，用拇指指腹按于同侧的三阴交穴上，适当用力按揉1分钟，以感觉酸胀为度。

◎ 预防方法

◆饮食中必须有适量的纤维素，每天要吃一定量的蔬菜与水果。

◆主食不要过于精细，要适当吃些粗粮。

◆晨起空腹饮一杯淡盐水或蜂蜜水配合腹部按摩或转腰。平时宜多饮开水以助润肠通便。

◆适当进行体力活动，加强体育锻炼。

◆每晚睡前按摩腹部，养成定时排便的习惯。

◆保持心情舒畅、生活规律。

◎ 主治穴位

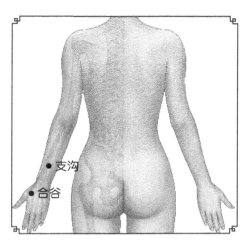

合谷

在手背，第一、二掌骨间，当第二掌骨中点桡侧。

支沟

在阳池与肘尖连线上，腕背横纹上3寸，尺骨与桡骨之间。

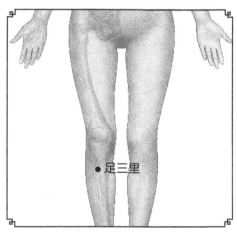

足三里

在小腿前外侧，当犊鼻下3寸，距胫骨前缘1横指处。

三阴交

在小腿内侧，当足内踝尖上3寸，胫骨内侧缘后方。

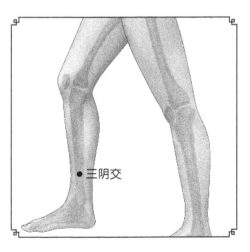

颈椎病

颈椎病是中老年人易患的慢性疾病，近年来有患者年轻化的趋势，以颈项、肩臂、肩胛上背及上肢疼痛或麻木最常见。有的患者伴有眩晕、恶心、呕吐，甚至卧床不起，少数发生猝倒。

◎ **按摩方法**

◆用两手拇指指腹分别按揉同侧风池穴，以产生酸胀感为宜，按摩50次。

◆用两手拇指指腹分别按揉对侧列缺穴，以产生酸胀感为宜，按摩50次。

◆用两手拇指端按压对侧曲池穴，力度以稍感酸痛为宜，一压一松为1次，做50次。

◆用两手拇指指腹分别揉按对侧肩井穴，以产生酸胀感为宜，按摩50次。

◎ **预防方法**

◆严防急性头、颈、肩外伤，以防止发展成为颈椎病。

◆纠正不良姿势，防止慢性损伤。

◆根据年龄和体质条件，选择一定的运动项目，进行增强肌力和增强体质的锻炼，预防慢性劳损。

◆50岁以上者天气寒冷时要注意颈腰部保暖，减少缩颈、耸肩、弯腰等不良姿势，防止颈肩受寒，尤其睡眠时颈肩部要保暖，以避免因冷刺激而发生落枕，诱发颈椎病和肩周炎。

◆避免高枕睡眠的不良习惯，高枕使头部前屈，增大下位颈椎的应力，有加速颈椎退变的可能。

◆长期伏案工作者，应定时改变头部体位，做颈肩部肌肉的锻炼。

◎ 主治穴位

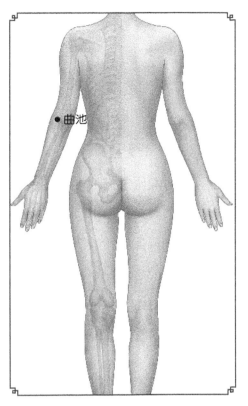

曲池

屈肘成直角，在肘横纹桡侧端与肱骨外上髁连线中点处。

列缺

在前臂桡侧缘，桡骨茎突上方，腕横纹上1.5寸处，当肱桡肌与拇长展肌之间。

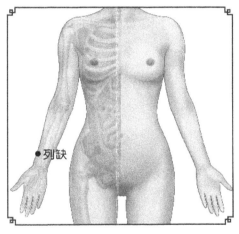

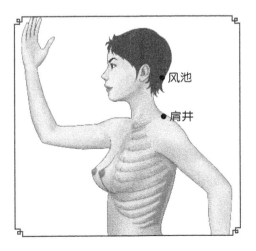

风池

在胸锁乳突肌与斜方肌上端之间凹陷中，与风府穴相平。

肩井

在肩上，当大椎与肩峰连线中点处。

落枕

落枕又称『失枕』，好发于青壮年，以冬春季多见。一般入睡前并无任何症状，晨起后却感到项背部明显酸痛，颈部活动受限。这说明落枕与睡枕和睡眠姿势有密切关系。

◎ 按摩方法

◆将左手或右手中指、食指、无名指并拢，在颈部疼痛处寻找压痛点（多在胸锁乳突肌、斜方肌等处），由轻到重按揉5分钟左右。可左右手交替进行。

◆用小鱼际由肩颈部从上到下、从下到上轻快迅速推擦2分钟左右。

◆用拇指和食指拿捏左右风池穴、肩井穴1～2分钟。

◆以拇指或食指点按落枕穴，待有酸胀感觉时再持续2～3分钟，点按的同时活动颈部。

◆进行头颈部前屈、后仰、左右侧偏及旋转等活动，此动作应缓慢进行，且不可用力过猛。

◎ 预防方法

◆要选择高低和软硬适宜的枕头，用枕不当是落枕发生的主要原因之一。

◆要注意避免不良的睡眠姿势，如俯卧把头颈歪向一侧；在极度疲劳时还没有卧正位置就熟睡过去；头颈部姿势不正，过度屈曲或伸展等。

◆要注意避免受凉、吹风和淋雨，晚上睡觉时一定要盖好被子，以免熟睡时受凉使颈肩部气血瘀滞、脉络受损而发病。

◆要注意饮食平衡，荤素合理搭配，多摄入富含维生素、微量元素、钙的食品，如新鲜的蔬菜、水果、奶制品及豆制品等。

◆要经常适量运动，尤其做颈椎活动操，如"米"字操，这是一种操作简便的颈部保健操。

◎ 主治穴位

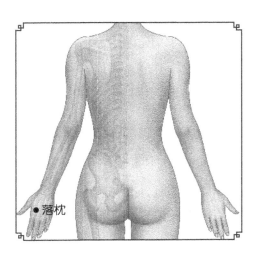

落枕

位于手背，当第二、三掌骨间隙的前1／3与中1／3交点处。或掌指关节后0.5寸凹陷中。

风池

在胸锁乳突肌与斜方肌上端之间凹陷中，与风府穴相平。

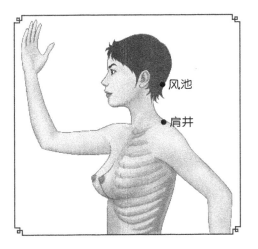

肩井

在肩上，当大椎与肩峰连线中点处。

腰椎间盘突出

腰椎间盘突出是临床上较为常见的腰部疾患之一，是骨伤科的常见病、多发病。由于外伤、退变等原因造成纤维环后凸或断裂，髓核脱出，刺激或压迫神经根而引起的以腰痛及下肢放射痛等症状为特征的疾病，就称为腰椎间盘突出症。

◎ 按摩方法

◆揉法。沿腰背部顺行向下至小腿进行揉摩，以放松身体，舒通经络，使气血得以畅通。

◆点按法。点按双侧腰肌，以改变腰肌紧张状态。

◆弹筋法。弹拨腰肌，以兴奋肌肉．恢复肌纤维组织弹性。

◆推法。用双手掌根沿脊柱两侧自背部开始推至臀部，以调达气血、疏通经络，使腰背肌肉得以调整。

◆按揉法。沿疼痛部位重点按揉至小腿，以松解肌肉，改善病痛部位的血液循环，逐渐恢复麻木区的神经组织。

◆捏拿法。捏拿大腿前面即股四头肌，改善肌肉弹性，恢复肌张力。

◆点穴法。自腰部开始依次点按肾俞、大肠俞、环跳、承扶、殷门、风市、委中、阳陵泉、承山、昆仑，以通经活络，改善神经传导，促进神经组织功能恢复。

◆推理法。沿大腿后侧顺行向下至跟腱进行推理，使下肢整体气血流通，肌肉舒展。

◆摇法。仰卧位屈膝屈髋后进行旋转摇运，以松解通利腰骶关节与椎间关节，调整关节内在平衡。

◎ 预防方法

◆均衡饮食，饮食中的蛋白质、维生素含量宜高，脂肪、胆固醇含量宜低，防止肥胖，戒烟控酒。

◆劳逸结合，不宜久坐久站，不宜太多运动，剧烈运动前先做准备活动。加强腰背肌锻炼，加强腰椎稳定性。

◆睡觉宜选用硬板床。同时注意避寒保暖，防止腰腿受凉。

◎ 主治穴位

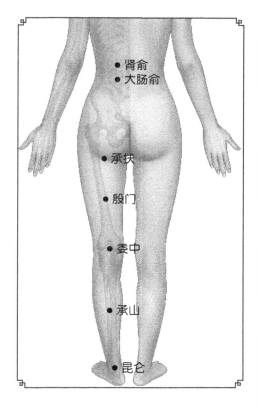

肾俞

在第二腰椎棘突下，旁开1.5寸处。

环跳

侧卧屈股，在股骨大转子高点与骶管裂孔连线的外1/3与内2/3交界处。

承扶

在臀横纹中点处。

殷门

在承扶与委中连线上，当承扶下6寸处。

风市

在大腿外侧部的中线上，当腘横纹上7寸处。

委中

在腘横纹中点，当股二头肌肌腱与半腱肌肌腱的中间。

阳陵泉

在小腿外侧，当腓骨小头前下方凹陷处。

承山

在小腿后面正中，委中与昆仑之间，当伸直小腿或足跟上提时腓肠肌肌腹下出现尖角凹陷处。

昆仑

在外踝后方，当外踝尖与跟腱之间的凹陷处。

大肠俞

在第四腰椎棘突下，旁开1.5寸处。

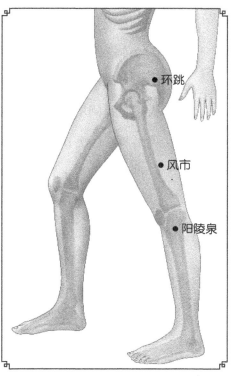

腰肌劳损

腰肌劳损是由于姿势不良或反复劳累而发生的腰部肌肉、韧带、筋膜等软组织的慢性损伤。以腰部弥漫性疼痛反复发作，劳累后加重，休息后缓解等为主要表现的疾病。

◎ 按摩方法

◆推：两手对搓发热之后，重叠放于腰椎正中命门穴处，由上向下推搓30～50次，至局部产生热感为止。

◆捏：脚前伸而坐，或弯曲膝盖，或正坐，均可。两手分别捏拿、提放腰部肌肉15～20次。

◆揉：取坐位。两手五指并拢，分别放在后腰左右两侧，用掌心上下缓慢揉搓，至发热为止。

◆搓：两手握拳，从腰部向上下滚动、按摩。先自下而上，再自上而下，反复多次进行。上身可配合前倾、后仰。

◆压：两手叉腰，大拇指分别按于两侧腰眼（位于第4腰椎棘突下，旁开约3.5寸凹陷中）处即大肠俞穴处，用力挤压，并旋转揉按，先顺时针，后逆时针，各36圈。

◆叩：用双手半握拳，用两拳的背面轻叩腰骶部，以不引起疼痛为度。左右同时进行，各叩30次。

◆抓：双手反叉腰，拇指在前，按压于腰侧不动，其余四指从腰椎两侧用指腹向外抓擦皮肤，按从腰眼到骶部的顺序进行，两侧各抓36次。

◆抖：两手置于腰部，掌根按腰眼处，快速上下抖动20次。

◆点：取坐位，用两手中指的指尖分别点按两腿委中穴1～2分钟，被按部位应出现酸、麻、胀的感觉。

◎ 预防方法

◆避免潮湿环境和寒冷受凉。

◆体育运动或剧烈活动时，要做好准备活动。

◆劳逸结合。纠正不良的工作姿势，如弯腰、伏案过低等。

◎ 主治穴位

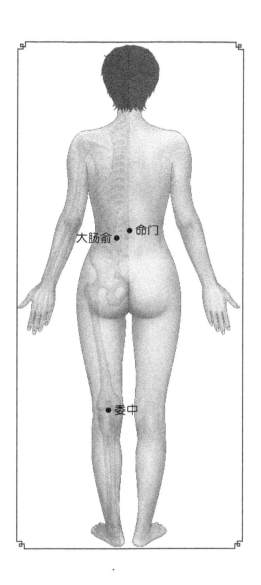

大肠俞

在第四腰椎棘突下，旁开1.5寸处。

命门

第二腰椎棘突下凹陷中。

委中

在腘横纹中点，当股二头肌肌腱与半腱肌肌腱的中间。

肩周炎

肩周炎的发病年龄大多在50岁左右，女性发病率略高于男性。主要症状是肩痛，有时放射到上臂，夜间疼痛明显，肩关节活动受限，影响洗脸、向后背手、梳头和穿衣等，给患者的日常生活带来极大的不便。

◎ **致病因素**

肩周炎的病因主要有3种：肩关节周围软组织劳损或退变、肩关节的急性创伤（如肩部挫伤、肱骨外科颈骨折和肩关节脱位等）、肩部功能活动丧失或上肢固定过久。有些肩周炎患者是肩臂活动多但并不耗力的非体力劳动者，如教师、作家、画家、会计、司机和某些办公室工作人员等。

◎ **按摩方法**

◆揉拿肩部及上肢：以健侧手拇指与其余四指或手掌分别揉拿患侧肩关节的前侧、外侧、后侧3～5分钟。

◆点按：用健侧单指分别点按病侧肩部酸痛点各10次。

◆点揉：以拇指指端依次点揉肩髃、曲池、手三里、内关、外关、鱼际、合谷、外劳宫、后溪等穴。

◆叩击：健侧手握拳或手掌伸直，用第5掌指尺侧面叩击病侧肩前、外侧各约1分钟。

◎ **预防方法**

◆避免肩部劳累，切记不要拿过重的东西。

◆避免肩部受风、寒、湿邪，尤其是睡眠时要护肩。

◆避免肩部外伤，常见外伤有肩袖肌肉牵拉伤、韧带撕裂伤等。

◆适当运动，促进血液循环，使关节韧带滑利，预防肩周炎。

◎ 主治穴位

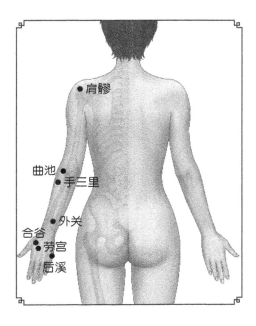

肩髎

当臂外展时，于肩峰后下方呈现凹陷处。

手三里

在阳溪与曲池穴连线上，当曲池下2寸处。

曲池

屈肘成直角，在肘横纹桡侧端与肱骨外上髁连线中点处。

外关

在阳池与肘尖的连线上，腕背横纹上2寸，尺骨与桡骨之间。

内关

在腕横纹上2寸，掌长肌腱与桡侧腕屈肌腱之间。

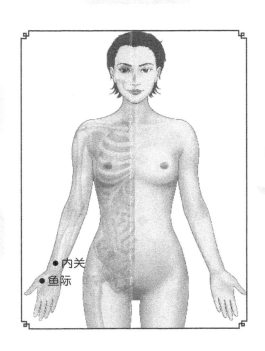

鱼际

第一掌骨桡侧中点赤白肉际处。

合谷

在手背，第一、二掌骨间，当第二掌骨中点桡侧。

外劳宫

在左手背第二、三掌骨间，指掌关节后约0.5寸处。

后溪

微握拳，在第5掌指关节后尺侧，掌横纹头赤白肉际处。

腕管综合征

腕管综合征的临床表现主要为正中神经受压，食指、中指和无名指麻木、刺痛，或呈烧灼样痛，白天劳动后夜间加剧，甚至睡眠中痛醒；局部疼痛常放射到肘部及肩部；拇外展肌肌力差，偶有端物、提物时突然失手。好发于30～50岁的办公室女性。

◎ 致病因素

频繁使用双手是腕管综合征的主要诱发因素。资料显示，女性是腕管综合征的最大受害者，这可能与女性特殊的激素变化有关。腕管综合征不但电脑族易患，音乐家、教师、编辑、记者、建筑设计师、矿工等都可能患此病。

◎ 按摩方法

◆按揉穴位：取坐位，依次按揉合谷、外劳宫、内关、阳溪等穴，每个穴位按揉1分钟。

◆推揉法：患者患肢伸直，掌心向内。医者一手托住患肘前臂，另一手的大鱼际、拇指和食指着力沿手太阴肺经、手少阴心经和手厥阴心包经的循行路线到达指端，边推边揉反复施术3分钟。然后，一手握住患腕部，另一手拇指轻柔缓和地揉捏腕部及手掌桡侧2分钟。

◆拔伸法：医者一手握住患肢前臂远端，另一手握住其掌指部，两手在缓慢轻度向相反方向牵引的同时，握掌指之手将腕关节适当背伸和屈腕活动5～7次。

◎ 预防方法

◆键盘应放置在身体正前方中央位置，水平靠近键盘或使用鼠标，可以预防腕管受到伤害。

◆手腕尽可能以平放姿势操作键盘；使用鼠标时手腕伸直，坐姿挺直并使用优质背垫，双脚应平放在地面或脚垫上。

◆前臂和肘部应尽量贴近身体并放松，以免使用鼠标时身体向前倾。肘部工作角度应大于90°，以避免肘内正中神经受压。

◆工作期间经常伸展和松弛使用频繁的手，可反复握拳。

◎ 主治穴位

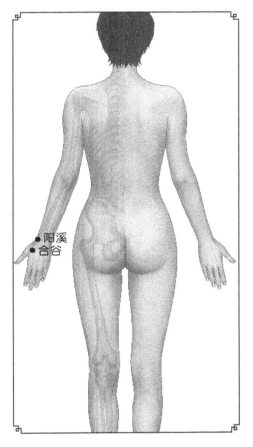

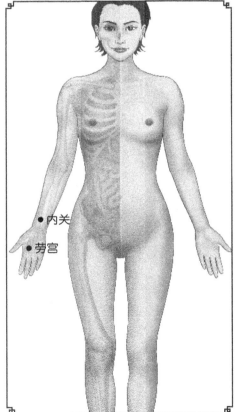

合谷
在手背,第一、二掌骨间,当第二掌骨中点桡侧。

外劳宫
在左手背第二、三掌骨间,指掌关节后约0.5寸处。或微握拳,中指尖处。

内关
在腕横纹上2寸,掌长肌腱与桡侧腕屈肌腱之间。

阳溪
在腕关节桡侧,拇指向上翘时,当拇短伸肌腱之间的凹陷中。

跟痛症

『跟痛症』是指因长期站立工作或长期从事奔跑、跳跃等活动，或因扁平足、足弓塌陷，导致足跟部疼痛，行走困难的症候。临床表现为：站立或行走时，足跟下面疼痛，疼痛可沿跟骨内侧向前扩展至足底，尤其是早晨起床以后或休息后开始行走时疼痛更明显，活动一段时间后疼痛或许会有所减轻，但在脚跟负重点稍前方的足底处会有压痛。

◎ 致病因素

跟痛症常见原因有：足跟脂肪垫炎或脂肪垫萎缩、跖腱膜炎、跟骨滑囊炎、跟骨高压症等。由于机体的老化，跟骨结节退变、钙化，也可以导致脂肪垫炎、滑囊炎而发生足跟痛。长期穿高跟鞋和长期站立或行走者易患跟痛症。

◎ 按摩方法

◆循经点穴：患者仰卧，下肢伸直。医者先用点按法点按阴陵泉、三阴交、太溪、照海、昆仑、然谷、仆参，然后以一手拇指点按、揉捻痛点，再以擦法及捋顺法沿筋膜走行方向进行推擦及捋顺，并使足底发热。

◆解痉止痛：患者俯卧床上，患肢膝关节屈曲60°，医者一手拿住患足做背屈固定，使跟腱紧张；另一手用小鱼际处，对准滑囊用力侧击。手法的作用是：促进局部血液循环，消肿止痛，或使滑囊破裂、液体吸收。

◎ 预防方法

◆养成良好的足部卫生习惯，每日用温水洗脚，防寒保暖。冬季要特别注意足部保暖，避免寒冷刺激。

◆鞋子大小要合适，穿着舒服，少穿或不穿高跟鞋。

◆长途行走或长时间站立时，注意间断性休息，避免足部持续负重。

◆适当进行体育锻炼，有助于预防跟痛症的发生。

◆多食含维生素C丰富的食物。

◆维持体重在正常范围内，不要超重，以减轻足部的压力。

◎ 主治穴位

三阴交

在小腿内侧，当足内踝尖上3寸，胫骨内侧缘后方。

阴陵泉

在小腿内侧，当胫骨内侧髁下缘凹陷中。

太溪

在足内踝尖与跟腱之间的凹陷处。

照海

在足内踝下缘凹陷中。

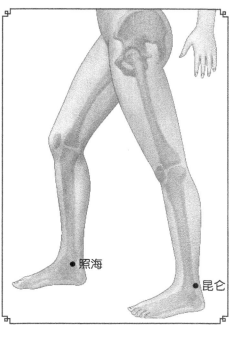

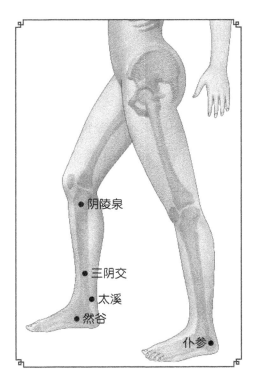

然谷

在足内侧舟骨粗隆下方，赤白肉际处。

昆仑

在外踝后方，当外踝尖与跟腱之间的凹陷处。

仆参

在昆仑直下，跟骨外侧赤白肉际处。

小腿抽筋

一、会造成肌肉僵硬、疼痛难忍。

小腿抽筋是指小腿后侧肌肉突然不自主地强直收缩的现象，持续时间长短不

◎ 致病因素

导致小腿抽筋的原因有：①疲劳。白天腿部的运动量过大或用力过度而造成疲劳，夜间肌肉紧张的状态未得到改善，过多的代谢产物未能及时代谢掉。②寒冷。夜间睡眠时，脚和腿部受凉。③低钙血症。④血流因素。腿部静脉受压，回流受阻，造成血流瘀滞，达到一定程度时，就会引起腿部肌肉痉挛。缺钙的孕妇和老年人容易发生小腿抽筋。

◎ 按摩方法

若处于小腿抽筋发作期，可伸手抓紧抽筋那一脚的脚趾，脚尖尽量向上翘，脚跟尽量向下蹬，使小腿肌肉保持伸展状态。待抽筋缓解后再进行以下按摩：

◆拿捏小腿肌肉：自膝盖后侧的腘窝开始至跟腱，双手用力按揉数分钟。如果发现肌肉特别紧绷的地方，就加强该部位的按摩。

◆点揉委中穴：用双手拇指点揉委中穴，约2分钟。

◆按承山穴：用双手拇指点揉承山穴，以产生酸胀感为宜，约2分钟。

◆拍打小腿肌肉：虚掌有节奏地拍打小腿肌肉，约2分钟。

◎ 预防方法

◆在日常饮食中摄取足够的矿物质（如钙、镁、钾、钠），可多喝牛奶，多吃绿叶蔬菜、香蕉、柳橙、芹菜等。

◆运动前做充足的准备运动。冷天运动后须做适当的保温，如游泳后尽快换下泳衣，穿保暖衣服。

◆每天睡前用热水浸泡双脚（以浸泡至踝关节为宜）20分钟。

◎ 主治穴位

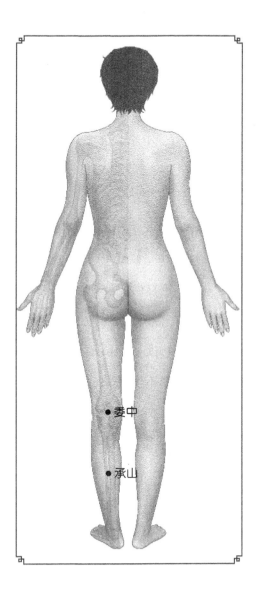

委中

在腘横纹中点，当
股二头肌肌腱与半
腱肌肌腱的中间。

承山

在小腿后面正中，委
中与昆仑之间，当伸
直小腿或足跟上提时
腓肠肌肌腹下出现尖
角凹陷处。

近视

膜上的物像模糊不清，这一屈光状态称为近视，远视力下降，近视力正常。

在不使用矫正眼镜的情况下，5米外的平行光线在视网膜前聚集成焦点而视网

◎ 致病因素

一般青少年近视多属于假性近视，是由于用眼过度，调节紧张而引起的一种功能性近视，及时解痉矫治，经常做眼部保健按摩，完全可以避免发展成真性近视。按摩可以治疗假性近视，对真性近视也有一定治疗效果。

◎ 按摩方法

◆按压眼球法：闭着眼睛，用食指、中指、无名指的指端轻轻地按压眼球，也可以旋转轻揉。不可持续太久或用力揉压，20秒钟左右即可。

◆按压额头法：双手的食指、中指、无名指三个手指从额头中央，向左右太阳穴的方向转动搓揉，再依次用力按压太阳穴、丝竹空、鱼腰、攒竹，可用指尖施力，重复做3～5次。

◆按压眉间法：拇指腹部贴在眉毛根部下方凹处，轻轻按压或转动。依次经过四白、睛明，重复做3次。眼睛看远处，眼球朝右、上、左、下的方向转动10圈，头部不可晃动。

◎ 预防方法

◆注意用眼卫生，保持正常视距，不在光线不足或忽明忽暗的情况下工作或读书。

◆注意改变长时间持续阅读的习惯和不良用眼习惯。

◆按摩能消除视觉疲劳，提高视力，但需要坚持治疗，持之以恒。

◎ 主治穴位

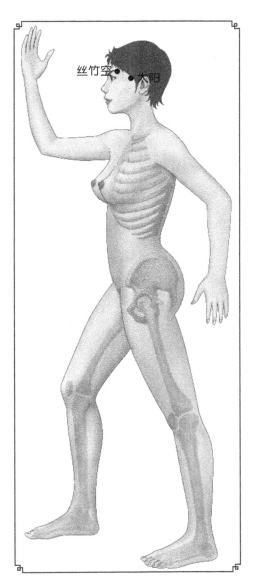

太阳
在眉梢与目外眦之间向后约1寸处凹陷中。

丝竹空
在面部，当眉梢凹陷处。

鱼腰
在额部，瞳孔直上，眉毛中心。

攒竹
在面部，当眉头凹陷处。

四白
在面部，瞳孔直下，当眶下孔凹陷处。

睛明
在面部，目内眦角稍上方凹陷处。

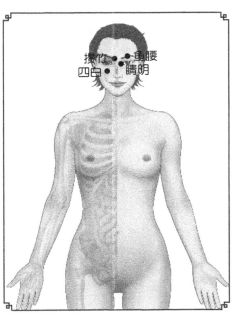

牙痛

牙痛是口腔疾患常见的症状之一，疼痛是本病的主要症状。早期，牙龈发痒、不适、口臭，继之牙龈红肿、松软，容易出血、疼痛、反复发作。伴有心烦失眠、眩晕。遇冷、热、酸、甜等刺激时牙痛发作或加重。俗话说「牙痛不是病，痛起来真要命」，所以要及时治疗。

◎ 致病因素

牙痛大多由牙龈炎和牙周炎、蛀牙或折裂牙而导致牙髓（牙神经）感染所引起。一般来说，以下几种牙病可致牙痛：龋齿、牙髓炎、牙根尖周炎、牙外伤、智齿冠周炎、牙周炎等。

◎ 按摩方法

◆取坐位或站位，静息2分钟。

◆将拇指指尖，按于对侧合谷穴，其余四指置于掌心，适当用力由轻渐重掐压1分钟。

◆将双手中指或食指指腹放于同侧面部下关穴，适当用力按揉1分钟。

◆将双手拇指指腹放于同侧面部颊车穴，适当用力，由轻渐重按压1分钟。

◆将双手拇指指尖分别放在同侧风池穴，其余四指附在头部两侧，适当用力按揉1分钟。

◆将拇指指腹放在对侧内庭穴，适当用力掐1分钟。

◆用一手拇指指腹放在对侧行间穴上，适当用力上下推动1分钟。

◎ 预防方法

◆从小养成良好的口腔卫生习惯，少吃甜食。

◆学会正确的刷牙方法，不要横刷。

◎ 主治穴位

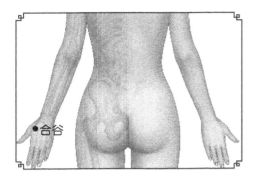

合谷

合谷

在手背，第一、二掌骨间，当第二掌骨中点桡侧。

下关

在面部耳前方，当颧弓与下颌切迹所形成的凹陷中。

颊车

在下颌角前上方约1横指，当咀嚼时咬肌隆起最高点，按之凹陷处。

风池

在胸锁乳突肌与斜方肌上端之间凹陷中与风府穴相平处。

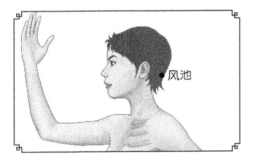

风池

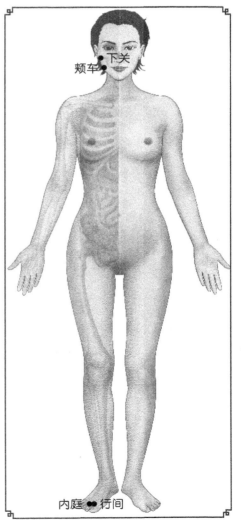

下关

颊车

内庭

在足背，当第二、第三趾间缝纹端。

行间

在足背第一、二趾间缝纹端处。

内庭 行间

晕车

晕车即在乘坐车、船时，由于振动、摇晃的刺激，人体内耳迷路不能很好地适应和调节机体的平衡，交感神经兴奋性增强导致神经功能紊乱，从而引起眩晕、呕吐等症状。

◎ 致病因素

导致晕车的外因有对轻微的平衡刺激即产生强烈的反应、睡眠差、过度劳累、过饥或过饱、患某些耳部疾病、气味刺激（如闻到汽油味）等；内因有个体的敏感性不同、心理原因等。

◎ 按摩方法

◆按揉鸠尾穴上下3分钟。

◆用食指第二指间关节外侧用力刮印堂穴上下3分钟。

◆用力掐内关穴3分钟。

◆先按压合谷穴，后按压足三里穴3分钟。

◆用手掌顺时针旋转揉动中脘穴及其周围。

◎ 预防方法

◆乘车前进食不过饱或过饥。

◆乘车前不宜过劳，前夜睡眠要好。

◆可坐汽车的前部，以减轻颠簸，打开车窗使通风良好，闭目。

◆平时应加强锻炼，增强体质，多做转头、原地旋转、翻滚等运动。

◆汽车加速、刹车、转弯时深吸气能减轻症状。

◆乘车前服用晕车药。

◎ 主治穴位

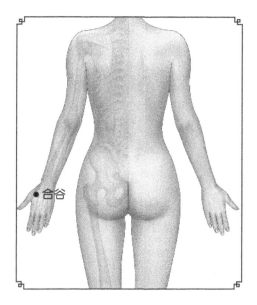

●合谷

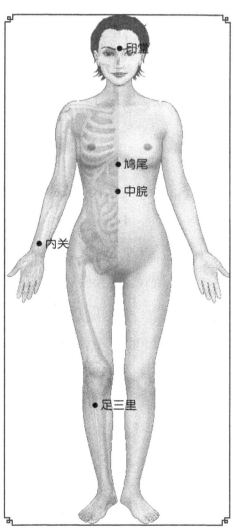

●印堂

●鸠尾

●中脘

●内关

●足三里

鸠尾

在上腹部前正中线上，当胸剑结合部下1寸处。

印堂

在两眉头连线中点处。

内关

在腕横纹上2寸，掌长肌腱与桡侧腕屈肌腱之间。

合谷

在手背，第一、二掌骨间，当第二掌骨中点桡侧。

足三里

在小腿前外侧，当犊鼻下3寸，距胫骨前缘1横指处。

中脘

在上腹部正中线上，当脐上4寸处。

呃逆

挛收缩引起。

饮食不当、情志不畅、受到寒冷刺激等都会引起打嗝。由横膈膜痉

呃逆即打嗝，指气从胃中上逆，喉间频频作声，声音急而短促。

◎ 致病因素

良性自限性呃逆的原因有：受到寒冷刺激、饱餐、吃饭过快、吃进干硬食物。

顽固性的呃逆常见的原因有：脑血管病、手足搐搦症、狂犬病、破伤风等；酒精、环丙烷、铅类中毒导致的膈肌痉挛等也可引起呃逆。

◎ 按摩方法

【方法一】

◆用拇指指腹推按横膈膜反射区或用手多次搓手背的横膈膜。推按时，掌根或拇指要紧贴皮肤，用力要稳，速度宜缓慢而均匀。

◆打嗝时，用拇指指腹重力按压内关穴3～5分钟，如果依旧打嗝不止，可用牙签刺激6～15次或艾灸内关穴10分钟。

【方法二】

◆打嗝时，将右手拇指放置于天突穴处，然后由轻渐重、由重到轻地揉按该穴0.5～1分钟，便可止嗝。

◆点压两侧翳风穴：双手食指按压两侧翳风穴，同时屏住呼吸30秒，然后深呼吸。

◎ 预防方法

◆避免在进食时说话。

◆戒掉含咖啡因的饮料、巧克力等。

◆改掉餐后马上睡觉的习惯。

◎ 主治穴位

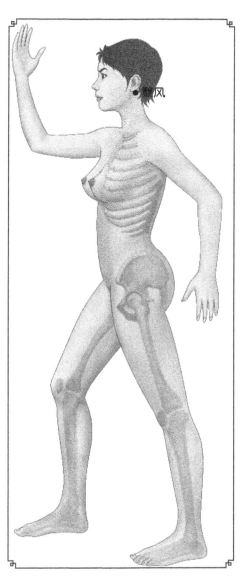

翳风

天突

在颈部前正中线
上，当胸骨上窝中
央。

内关

在腕横纹上2寸，
掌长肌腱与桡侧腕
屈肌腱之间。

翳风

在耳垂后方，当乳
突与下颌角之间的
凹陷处。

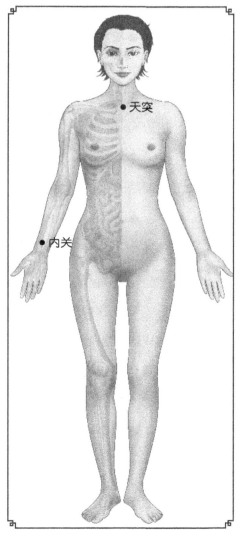

● 天突

● 内关

产后腰痛

痛在已生育女性中比较普遍。

产后腰痛即产后出现腰痛，与产后子宫收缩复旧引起的反射痛有关。产后腰

◎ 致病因素

产后腰痛的原因一般有生理性缺钙、劳累过度（如经常弯腰照顾婴儿）、姿势不当（如久站、久蹲、久坐）、产后受凉、起居不慎、闪挫腰肾以及腰骶部先天性疾病。另外，产后内分泌系统尚未恢复正常，骨盆韧带还处于松弛状态，腹部肌肉由于分娩而变得较为松弛，也可能引发产后腰痛。

◎ 按摩方法

◆揉摩腰背：工作之余、晨起或晚睡前都可以用双手掌揉按摩擦腰背肌肉，上下揉摩50～100次，重点按揉肾俞、大肠俞，同时扭动腰部，有舒筋活血，促进局部血液循环，改善腰痛的作用。

◆揉筋结：用拇指指腹仔细在腰、骶部触摸，如发现有压痛的硬结时，则以指腹压其上，每结揉1分钟。

◆推下肢：需旁人帮助，取俯卧位，固定胯部，以掌根从骶部开始，经臀部沿大腿外侧、小腿外侧推至腿内侧。

◎ 预防方法

◆注意均衡合理地进食，避免体重过重而增加腰部的负担，造成腰肌和韧带的损伤。

◆注意充分休息。睡眠时最好取左侧卧位、双腿屈曲，减少腰部的负担。

◆穿轻便柔软的鞋子，不要穿高跟鞋。避免大幅度弯腰。

◎ 主治穴位

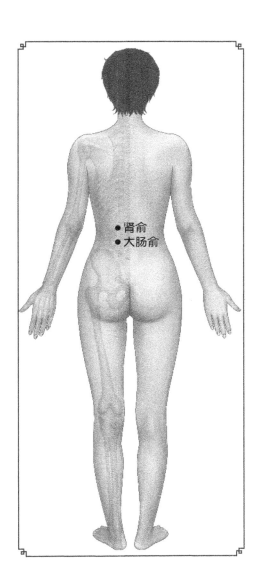

肾俞

在腰部，第二腰椎棘突下，旁开1.5寸。

大肠俞

在腰部，第四腰椎棘突下，旁开1.5寸。

产后缺乳

产妇在哺乳时乳汁甚少或全无，不够甚至不能喂养婴儿者，称为产后缺乳。缺乳的程度和情况各不相同：有的开始哺乳时缺乏，以后稍多但仍不充足；有的全无乳汁；有的正常哺乳，突然高热或七情过极后，乳汁骤少，不足以喂养婴儿。

◎ 致病因素

导致产后缺乳的原因有：过早添加配方奶或其他食品，由于宝宝已经吃了其他食物，并不感觉饥饿，便自动减少吸奶的时间，妈妈身体便会自动调节，减少产乳量；喂食时间过短，有些妈妈限制哺喂的次数，或者每次喂食时间过短等，都会造成母乳产量的减少；婴儿快速生长期；产妇营养不良；药物影响；睡眠不足、情志不畅等。

◎ 按摩方法

◆点按膻中、中脘、足三里、三阴交、内关、少泽各半分钟。

◆用双手在乳头部轻轻做捻法半分钟。

◆用双手顺时针交替在乳房处做摩法，以乳房皮肤有温热感为宜。

◆双手大鱼际从外向乳头方向推摩肋骨及上胸部2～3分钟。

◆用一手掌从乳房根部将乳房托起，用另一手大鱼际向乳头方向做推法数次。

◎ 预防方法

◆母婴同室，早开乳。

◆养成良好的哺乳习惯，勤吸乳，按需哺乳，一侧乳房吸空后再改为另一侧。若乳儿未吸空，或哺乳后仍感乳胀者，应将剩余的乳汁挤出或用吸奶器吸出。

◆母婴患病，不能哺乳，应先将乳汁挤出，每天挤奶6～8次，以保持泌乳。待病情好转后，继续母乳哺养。

◆保证充足的睡眠，保持心情愉悦。

◎ 主治穴位

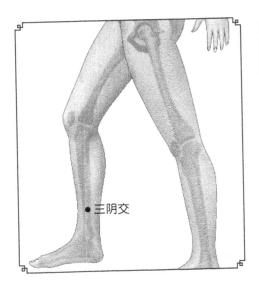

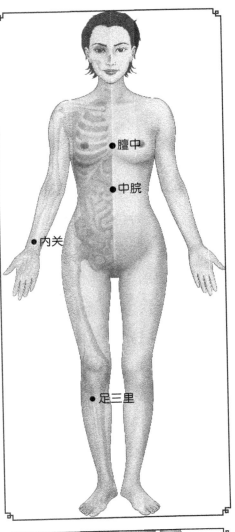

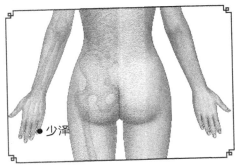

膻中

在胸部正中线上，平第四肋间处。

中脘

在上腹部正中线上，当脐上4寸处。

足三里

在小腿前外侧，当犊鼻下3寸，距胫骨前缘1横指处。

三阴交

在小腿内侧，当足内踝尖上3寸，胫骨内侧缘后方。

少泽

在小指尺侧端，指甲根角旁0.1寸。

内关

在腕横纹上2寸，掌长肌腱与桡侧腕屈肌腱之间。

尿频

尿液是身体状况的晴雨表。每天排尿量多少、排尿次数多少、尿液颜色如何，都代表着身体的某种反应。正常成人白天排尿4～6次，夜间0～2次，排尿次数明显增多称尿频。

◎ 致病因素

尿频的原因有：大量饮水，尿量增加；炎症刺激，如急性膀胱炎、结核性膀胱炎、尿道炎、肾盂肾炎、外阴炎等；非炎症刺激，如尿路结石、异物等；膀胱容量减少，如膀胱占位性病变、妊娠期增大的子宫压迫、结核性膀胱挛缩或较大的膀胱结石等；神经性尿频。

◎ 按摩方法

◆患者取仰卧位，用双手拇指着力抠而按压双侧中极穴2～3分钟，使其产生酸胀之感，传导至小腹内侧。

◆再用双手捏揉急脉、阴廉、足三里、阳陵泉、三阴交等穴。

◆患者翻身呈俯卧位，双手反复按揉肾俞、命门、腰阳关、大肠俞和八髎等穴。

◆患者腹骶部充分暴露，用右手掌或小鱼际反复快速横擦腰部3分钟。

◎ 预防方法

◆注意个人卫生，预防尿路感染。

◆适当增加饮水量以冲洗尿路。有尿时及时排空，不给细菌的入侵、寄生、繁殖提供可乘之机。

◆戒烟酒，少食辛辣刺激性食物，节制房事。

◎ 主治穴位

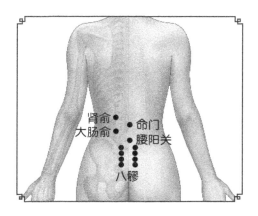

肾俞

在第二腰椎棘突下，旁开1.5寸处。

命门

第二腰椎棘突下凹陷中。

腰阳关

后正中线上，第四腰椎棘突下凹陷中，约与髂嵴相平。

大肠俞

在第四腰椎棘突下，旁开1.5寸处。

八髎

位于一、二、三、四骶后孔中，左右共八穴。

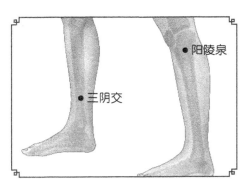

中极

在下腹部，前正中线上，当脐下4寸。

急脉

在气冲穴外下方腹股沟动脉搏动处。

阴廉

在气冲穴下2寸，腹股沟内，长收肌外缘处。

足三里

在小腿前外侧，当犊鼻下3寸，距胫骨前缘1横指处。

阳陵泉

在小腿外侧，当腓骨小头前下方凹陷处。

三阴交

在小腿内侧，当足内踝尖上3寸，胫骨内侧缘后方。

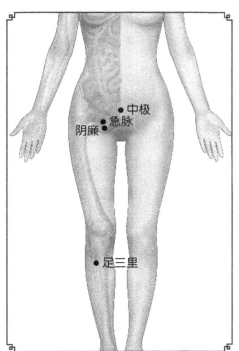

小儿发热

发热，是儿童的常见症状之一，许多疾病都可以引起发热，它是机体的一种防御性反应。当孩子发热时，家长应了解发热的病因与转归，再给予适当的治疗与照顾，切勿在慌乱中盲目而错误地护理患儿，导致病情更加严重。

◎ 致病因素

导致儿童发热的原因有：外感发热；胃有积食伤害或者长期便秘；体弱多病，久病伤阴，导致阴虚内热。外感风寒或风热引起的发热占第一位，大多是由于儿童抗病能力不足，且不知冷热，如果家长护理不周，很容易被邪气所侵，邪气侵袭体表，孩子就会发热。

◎ 按摩方法

治疗儿童发热的基本手法：

◆推攒竹200次，父母用两大拇指在额头正中线自下而上交替直线推动。

◆推坎宫200次，将两大拇指分别放在孩子的两眉头上，然后沿着眉毛向眉梢做分推。

◆揉太阳穴1分钟。

◆泻肺经200次，将孩子无名指伸直，由指端向手掌方向直线推动。

◆清天河水200次，用食、中二指沿孩子的前臂正面中间，从孩子的腕部推向肘部。但对体质虚寒的孩子可不推天河水。

◎ 预防方法

◆保证必需的营养，培养良好的饮食习惯，吃饭定时、定量，不偏食，不择食，尽量少吃零食尤其是含糖的零食。

◆重视体格锻炼，正确锻炼身体能增强体质，增强抵抗力，减少疾病，保持健康。

◆注意环境，室内温度适宜，不要过热或者过冷。适时为孩子添加或减少衣服。

◎ 主治穴位

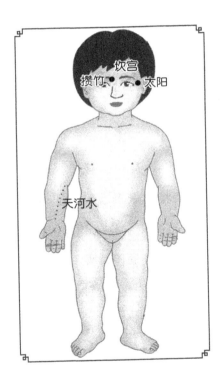

攒竹

在眉头陷中，眶上切迹处。

太阳

在眉梢与目外眦之间向后约1寸处凹陷中。

坎宫

自眉头起，沿眉向眉梢的一条直线。

天河水

在前臂掌侧正中，自腕横纹至肘横纹的一条直线。

小儿感冒

外感六淫引起，以风邪为主。包括普通感冒和流行性感冒，此处所讲为普通感冒。

感冒是小儿时期最常见的外感性疾病之一，发病率居儿科疾病的首位。多由

◎ 致病因素

儿童感冒多以病毒感染为主，可占原发性上呼吸道感染的90%以上，细菌引起的较少见。病毒感染后，上呼吸道黏膜抵抗力下降，细菌可乘虚而入，并发化脓性感染。营养不良和缺乏锻炼，过敏体质、免疫功能缺陷或低下，身体防御能力降低，大气污染、居住拥挤、间接吸入烟雾、被动吸烟等，均可降低呼吸道防御能力，促使病原体生长繁殖，诱发儿童感冒。

◎ 按摩方法

◆患儿取俯卧位，家长以手掌蘸少许生姜汁沿脊柱两侧膀胱经，用大鱼际着力推搓背、腰部，以皮肤红热为度。

◆家长以双手拇指在患儿背部风门穴、肺俞穴分别按揉1分钟。

◆患儿取仰卧位，家长以双手拇指推其鼻翼两侧迎香穴各20～30次，然后推印堂穴、攒竹穴，再向左右分抹额部，抹到太阳穴后用拇指按揉法。如此反复数遍，以皮肤微微发红为度。

◆家长以拇指先点后揉曲池、合谷穴各1～3分钟。

◎ 预防方法

◆让孩子多喝水，尤其是高热时更应多次饮水，以补充水分的损失及起到降温作用。

◆给孩子吃营养丰富且易消化的食物，可以少量多餐。提高机体的免疫力。

◆保证充足的睡眠，增强抗病能力。

◆感冒发热时衣着、被褥要适宜。

◎ 主治穴位

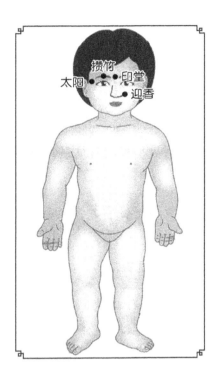

迎香

在人体的面部，在鼻翼旁开约1厘米皱纹中。

风门

在第二胸椎棘突下，旁开1.5寸处。

肺俞

在第三胸椎棘突下，旁开1.5寸处。

印堂

在两眉头连线中点处。

攒竹

在眉头陷中，眶上切迹处。

太阳

在眉梢与目外眦之间向后约1寸处凹陷中。

曲池

屈肘成直角，在肘横纹桡侧端与肱骨外上髁连线中点处。

合谷

在手背，第一、二掌骨间，当第二掌骨中点桡侧。

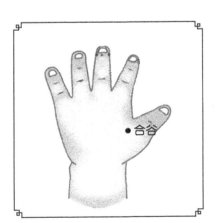

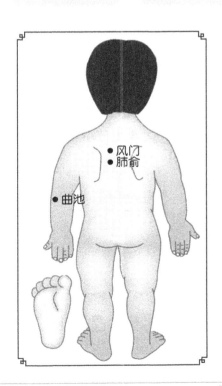

小儿咳嗽

咳嗽是人体的一种保护性呼吸反射动作。当异物、刺激性气体、呼吸道内分泌物等刺激呼吸道黏膜里的感受器时，冲动通过传入神经纤维传到延髓咳嗽中枢，引起咳嗽。

◎ 致病因素

咳嗽主要有上呼吸道感染引发的咳嗽、支气管炎引发的咳嗽、咽喉炎引起的咳嗽、过敏性咳嗽、吸入异物引发的呛咳等。中医认为小儿脏腑娇嫩，外感、内伤诸因均易伤肺而致咳嗽。

◎ 按摩方法

◆用拇指推补脾经、肺经各100次，自指端至指根方向。

◆用拇指罗纹面在小儿掌心内八卦处做顺时针旋转运摩，左右手各1分钟。

◆用中指在天突和膻中穴上，做顺时针方向旋转揉动各2分钟。

◆用手指点揉肺俞穴、咳喘点，每穴点揉2分钟。

◆用拇指推大鱼际区（拇指下方，手掌肌肉隆起的地方）100次。

◎ 预防方法

◆加强锻炼，多进行户外活动，提高机体抗病能力。

◆气候转变时及时增减衣服，防止过冷或过热。

◆少带小儿去拥挤的公共场所，以减少感染机会。

◆经常开窗通风，保持室内空气新鲜。家里人有感冒时，可在室内熏醋，防止病毒感染。

◎ 主治穴位

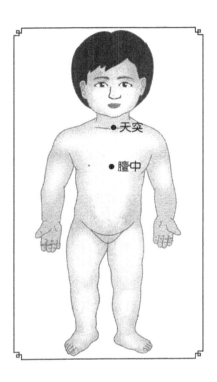

天突

在颈部前正中线上，当胸骨上窝中央。

膻中

在胸部正中线上，平第四肋间处。

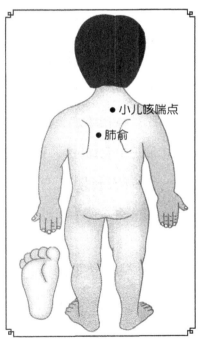

小儿咳喘点

在第七颈椎棘突下，旁开0.5寸。

肺俞

在第三胸椎棘突下，旁开1.5寸处。

掌心内八卦

在手掌面，掌心的周围。

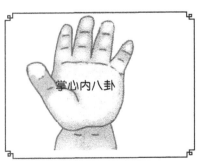

小儿疳积

疳积是指由于喂养不当，使孩子的脾胃受损，影响生长发育的病症，大多是长期营养不良造成的慢性疾病。由于饮食不能消化而导致脾胃损伤，孩子形体消瘦，体重不增，腹部胀满，吃饭不香，精神不振，夜眠不安，大便不调，嘴里常有恶臭，舌苔厚腻。以手脚冰凉、发育障碍、腹部凹陷、大便溏稀或便秘、舌淡苔薄、食指脉络色淡为特征。

◎ 致病因素

疳积以婴幼儿发病率较高，多因吃东西不自节或喂养不当，或过食生冷瓜果及难以消化的食物，造成食物停滞于肠胃，损伤脾胃而形成。

◎ 按摩方法

◆以脐为中心摩腹。

◆患儿仰卧位，父母以左右两手的手指，分别自胸骨下端，沿肋弓分推至两侧的腋中线，分推200次。

◆揉外劳宫穴，外劳宫穴正对掌心内劳宫穴。父母用手沿顺时针方向揉1分钟。内劳宫穴在孩子自然握掌，中指尖贴着的地方。

◆揉手掌大鱼际区100次。揉中脘穴、天枢穴各100次。按揉足三里穴100次，捏脊3遍。

◎ 预防方法

◆给孩子安排一日三餐要定时定量，避免过饥过饱。

◆晚上不要让孩子吃得太饱，以免食积。

◆哺乳期妈妈也要忌口，注意饮食清淡，避免高脂肪、高蛋白饮食。妈妈饮食无度，婴儿就可能"奶积"。

◎ 主治穴位

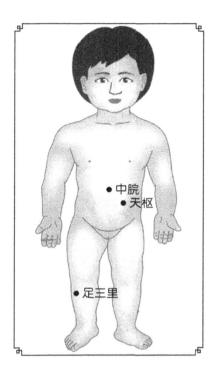

天枢

在腹中部，当脐中旁开2寸处。

中脘

在上腹部正中线上，当脐上4寸处。

足三里

在小腿前外侧，当犊鼻下3寸，距胫骨前缘1横指处。

内劳宫

在手心第二、三掌骨间，指掌关节后约0.5寸处。

外劳宫

在手背第二、三掌骨间，指掌关节后约0.5寸处。

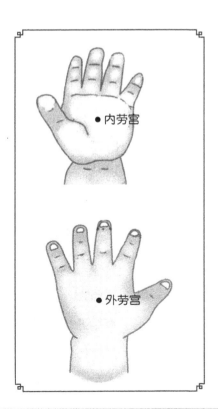

小儿脑瘫

小儿脑瘫即小儿脑性瘫痪，是指小儿在出生前到出生后一个月内，由于多种原因所致的非进行性脑损伤综合症。妈妈们在妊娠期间及孩子出生后发生的各种异常情况，都有可能造成孩子脑瘫。早期发现小儿脑瘫，早日进行相关治疗十分重要。

◎ 致病因素

本病的致病因素包括胎盘异常、胎位不正、宫内窘迫、早产、多胎、出生时窒息，以及新生儿缺氧缺血性脑病、核黄疸、感染、外伤、脑出血、脑部畸形、某些遗传病等。此外，孕妇腹部外伤，孕妇先兆流产、产前出血，妊娠毒血症，以及孕妇的某些慢性疾病如高血压、肝炎、糖尿病、药物过量等都是引起小儿脑瘫的原因。

◎ 按摩方法

◆患儿俯卧，沿脊椎方向，对从至阳到命门的督脉诸穴进行点按加着力叩打。

◆按、揉脊柱旁开1.5寸的足太阳膀胱经诸腧穴。

◆施术者坐于患儿（取坐位）背后，按、揉、摩、点患儿的风池、哑门、天柱、脑户等枕部脑区穴位，以及百会、络却、后顶、强间等顶枕部位穴位。

◆在点阳陵泉穴的基础上，拿、揉腿外侧肌群；在点委中穴的基础上，拿后部肌群直至跟腱；在点环跳穴的基础上，拿、揉内收肌群。

◎ 预防方法

◆孕妇要积极进行早期产前检查，做好围产期保健，防止胎儿发生先天性疾病。

◆孕妇戒除不良嗜好，如吸烟、饮酒，不能滥用麻醉剂、镇静剂等药物，预防流感、风疹等病毒感染，不接触猫、狗等。

◆胎儿出生后一个月内要加强护理、合理喂养，预防颅内感染、脑外伤等。

◆鼓励患儿进行力所能及的活动，积极进行功能锻炼。

◎ 主治穴位

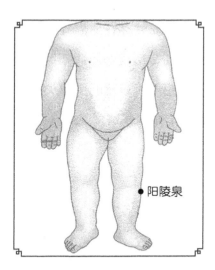

阳陵泉

在小腿外侧，当腓骨小头前下方凹陷处。

委中

在腘横纹中点，当股二头肌肌腱与半腱肌肌腱的中间。

环跳

侧卧屈股，在股骨大转子高点与骶管裂孔连线的外1/3与内2/3交界处。

百会

在后发际正中直上7寸处。

络却

在前发际正中直上5.5寸，旁开1.5寸处。

后顶

在后发际正中直上5.5寸（脑户穴上3寸）处。

强间

在后发际正中直上4寸（脑户穴上1.5寸）处。

至阳

后正中线上，在第七胸椎棘突下凹陷中。

命门

第二腰椎棘突下凹陷中。

风池

在胸锁乳突肌与斜方肌上端之间凹陷中与风府穴相平处。

哑门

在后发际正中直上0.5寸处。

天柱

在后发际正中直上0.5寸（哑门穴）旁开1.3寸，当斜方肌外缘凹陷处。

脑户

在头部，后发际正中直上2.5寸，风府上1.5寸，枕外隆凸的上缘凹陷处。

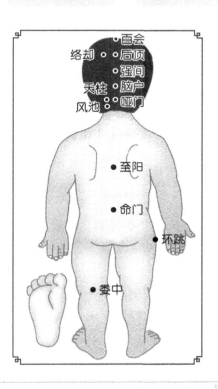

小儿肥胖症

小儿肥胖可发生于儿童阶段任何年龄，但最常见于婴儿期、5～6岁和青春期。患儿食欲旺盛且喜吃甜食和高脂肪食物。由于人们生活水平的提高和膳食结构的改变，小儿肥胖症呈逐步增多的趋势。肥胖不仅影响小儿的健康，还将成为成年期高血压、糖尿病、冠心病、胆石症、痛风、猝死等疾病的诱因。因此，家庭及社会要对小儿肥胖症的防治给予足够的重视。

◎ 致病因素

导致小儿肥胖的原因：营养素摄入过多，摄入的营养超过肌体代谢需要，多余的能量便转化为脂肪贮存在体内导致肥胖；活动量过少，肥胖儿童大多不喜爱运动，形成恶性循环；遗传因素，肥胖与基因遗传有关；调节饱食感及饥饿感的中枢失去平衡以致多食；精神创伤及心理异常等因素亦可致过食，引发肥胖。

◎ 按摩方法

基本手法：

◆推脊5～7遍。手掌自患儿大椎沿脊柱两侧向下推，推毕再揉按两侧肾俞、脾俞穴各50次。

◆摩腹100次，用手掌顺时针方向摩腹，然后用两手拇指自患儿剑突处沿两边肋下分推50次。

◆推按承山穴100次，用拇指向下推按两侧后承山穴至足跟部。

◎ 预防方法

◆养成良好的饮食习惯。

◆低糖饮食，应遵循少糖、少油，保证蛋白质摄入量，多吃水果、蔬菜的原则。

◆多运动。

◆限制儿童看电视、打游戏等长时间坐着的活动。

◎ 主治穴位

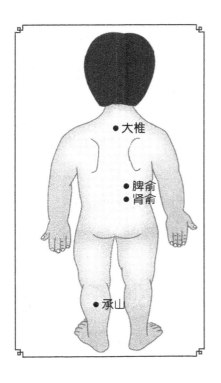

大椎

后正中线上，在第七颈椎棘突下凹陷中。

脾俞

在第十一胸椎棘突下，旁开1.5寸处。

肾俞

在第二腰椎棘突下，旁开1.5寸处。

承山

在小腿后面正中，委中与昆仑之间，当伸直小腿或足跟上提时腓肠肌肌腹下出现尖角凹陷处。

黑眼圈

眼部周围的皮肤不但最薄，还布满了静脉血管，当循环不畅而缺氧时就变成蓝紫色，表现为『黑眼圈』，也是人们常说的『熊猫眼』。也有因日晒、化妆引起的色素性黑眼圈。身体状况不佳、压力大、熬夜时，眼周颜色都会加重。

◎ 致病因素

发生黑眼圈的原因：先天遗传或后天性眼皮色素沉着增加；眼皮老化松弛，皮肤皱在一起造成外观肤色加深；眼袋出现，造成阴影；眼眶内下侧凹陷形成泪沟，进而形成阴影；化妆品的色素颗粒渗透；饮食不正常，缺乏铁元素；思虑过度或熬夜，引起睡眠不足；天生的黑眼圈；易患黑眼圈的人群有：眼部护理屡次失败的人、经常哭的人、经常熬夜和生活不规律的人、从事电脑及网络工作的人。

◎ 按摩方法

【方法一】

◆攒竹：用双手拇指按住两边的穴位，按摩手法有点像把两个穴位向一起推。

◆丝竹空：用双手中指或者食指慢慢地向内侧推揉。

◆太阳：用双手中指按住穴位轻轻地向脸部中央推揉。

【方法二】

◆双手掌心对搓至发热，快速按压双眼热敷，如此反复10余次，每天数遍，多多益善。

◆经常用手按摩眼眶周围的皮肤。

◆用大拇指按压太阳穴和涌泉穴3～4分钟，每天2～3次，每晚临睡前再用热水泡脚，效果更佳。

◎ 预防方法

◆避免熬夜，保持充足的睡眠及正确的仰卧睡姿。

◆彻底卸妆，并按摩眼部穴位，加强眼部血液循环。

◆合理饮食，保证营养。

◎ 主治穴位

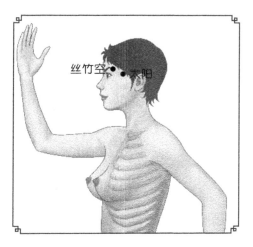

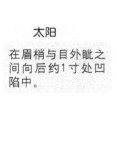

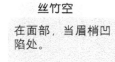

太阳

在眉梢与目外眦之间向后约1寸处凹陷中。

丝竹空

在面部，当眉梢凹陷处。

攒竹

在眉头陷中，眶上切迹处。

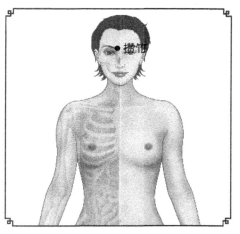

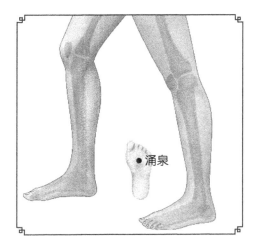

涌泉

在足底（去趾）前1/3处，足趾跖屈时呈凹陷中央。

眼袋

眼袋是指下眼睑浮肿。眼部皮肤很薄，很容易发生水肿现象。眼袋出现的年龄因人而异，大部分发生在四十五岁左右，对容貌有很大的影响，也是人衰老的重要标志。

◎ 致病因素

出现眼袋的原因：跟遗传有关；随着年龄增长，皮肤和肌肉松弛；肾病、妊娠期造成眼睑部体液堆积；长期面对电脑工作；哭泣；各种眼部感染；食物、药物或化妆品过敏等。

◎ 按摩方法

◆闭上眼睛，双手中指点按太阳穴3秒，重复10次。

◆中指点按睛明、攒竹、丝竹空、鱼腰、承泣等穴位，点按3秒。

◆四指并拢，由里向外按压眼皮3～5次。

◆中指水平放于眼眶，由内向外点按，重复10次。

◆双手拇指与食指来回揉捏上眼眶眉骨。

◆食指、中指、无名指轻弹眼周围。

◎ 预防方法

◆化妆或卸妆的时候，动作要轻柔，切忌用力拉扯皮肤。

◆洗面时不要用粗糙的毛巾抹洗。

◆不要养成经常或频繁擦眼睛、眯眼睛、眨眼睛的习惯；阳光猛烈的时候要戴上太阳镜。

◆切忌过度减肥、节食，以免营养不良或体重突然下降而出现眼袋，因为脂肪量迅速改变会影响皮肤弹性。

◆白天要多喝水，晚上则不适宜饮太多水。

◆睡前半小时尽量不要喝水，因为这可能导致排水不畅形成眼袋。

◎ 主治穴位

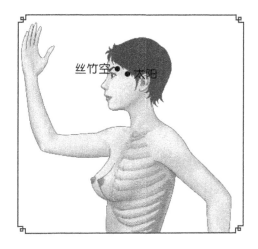

太阳

在眉梢与目外眦之
间向后约1寸处凹
陷中。

丝竹空

在面部，当眉梢凹
陷处。

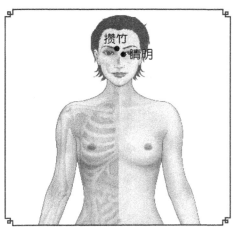

攒竹

在眉头陷中，眶上
切迹处。

睛明

在目内眦角稍内上
0.1寸凹陷处。

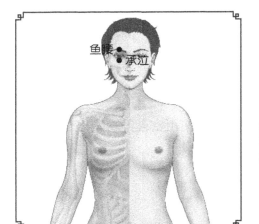

鱼腰

在瞳孔直上，眉毛
中心。

承泣

在面部瞳孔直下，
当眼球与眶下缘之
间。

眼周皱纹

眼周皱纹是指眼部皮肤受到外界环境影响，产生自由基，自由基破坏正常细胞膜组织内的胶原蛋白、活性物质，氧化细胞而形成小细纹、皱纹。眼睛每天都要眨动很多次，经年累月下来，眼皮内的胶原蛋白及弹力素会因此流失，而且眼周皮肤仅0.02～0.05毫米厚，加上没有皮脂保护，所以很容易干燥缺水，进而产生皱纹。

◎ 致病因素

眼周皱纹的产生主要有三大因素：第一，水分不足，眼睛四周的肌肤是最单薄的，这部分肌肤没有皮脂腺、汗腺，肌肤水分容易流失而产生皱纹。第二，用眼过度，长期面对电脑，以及各种不良习惯如经常眯眼睛、眨眼，都会使眼部肌肤老化而产生皱纹。第三，皮肤老化，血液循环不佳，眼部肌肤中的血管较细且少，较难运送营养和氧气到肌肤细胞中，随着年龄的增长，眼部肌肤的养分补充困难，血液循环不佳，新陈代谢缓慢，进而出现皱纹。

◎ 按摩方法

◆食指、中指、无名指合拢起来，从两眉间印堂穴顺着眼眉向外按摩，直到额角的太阳穴，反复20次。

◆从鼻梁上迎香顺着下眼皮向外按摩到耳前，反复20次。

◆从额角向下按摩至颧骨下。

◆闭上眼睛，在眼睛周围按摩20圈。

◎ 预防方法

◆要保证睡眠充足，切忌熬夜。

◆平时多喝水，睡前避免大量饮水。

◆避免阳光直接照射。

◆改掉眯、眨、挤及揉眼睛的不良习惯。

◆可以选择进行适当的保养，使用富含维生素E、胶原蛋白的滋润型眼霜护理眼周肌肤。

◆经常按摩眼部，缓解眼部肌肤疲劳。

◎ 主治穴位

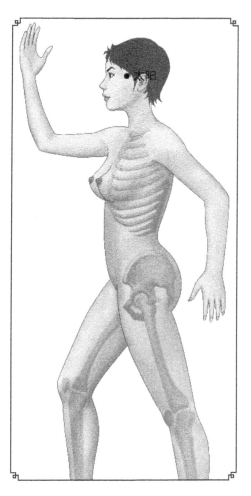

太阳

在眉梢与目外眦之间向后约1寸处凹陷中。

印堂

在两眉头连线中点处。

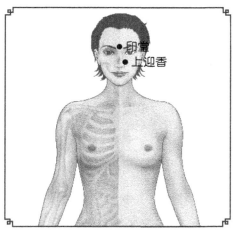

上迎香

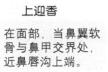

在面部，当鼻翼软骨与鼻甲交界处，近鼻唇沟上端。

抬头纹

额部皱纹被称为抬头纹。抬头纹的产生与面部表情有着很大的关系，当我们在做普通的面部表情时，会不由自主地将双眉扬起，长此以往，就会降低和损伤额部肌肉的回复能力，皮下纤维组织的弹性也会逐渐降低，而扬眉挤压到额部皮肤则会习惯性地留下痕迹，次数多了便会成为顽固的真性皱纹。

◎ 致病因素

抬头纹产生的原因：一是大量失水。当人们在高热、呕吐、腹泻及身体大量脱水的情况下，皮肤张力下降，失去弹性，前额会出现抬头纹。二是营养不良。缺乏营养、身体过于消瘦时，皮下脂肪大减少，皮肤凹陷、干燥、脱屑、粗糙、松弛，前额出现皱纹。三是皱眉头的坏习惯。经常皱眉，久而久之抬头纹就会增多。四是强烈日光刺激。在阳光下暴晒，皮肤水分大量蒸发，皮肤干燥，皮下纤维弹力下降，引起皱纹。

◎ 按摩方法

◆运用拇指与食指的指腹，沿着眉毛，重复做深度的大夹捏动作。

◆运用拇指与食指的指腹，以小夹捏的动作轻滑夹捏肌肤表面，指腹与抬头纹的接触面需成90°。

◆用四指指腹按摩额头，再用拇指按摩太阳穴，双手食指指侧从额头中间旁推，左右来回20次，使之发热，同时以拇指按摩太阳穴，每天数遍。

◎ 预防方法

◆改掉爱皱眉的坏习惯。

◆戒掉因为不太自信，胸不挺，头不昂，看人只从眉眼抬高的角度仰视及说话喜欢动眉毛的毛病。

◆平时注意多吃胶原蛋白含量丰富的食品（如肉皮）及鱼肝油等，使皮肤富有弹性。

◆夏季瓜果较多，可以在吃过之后利用其汁水、果皮擦湿额部皮肤。

◎ 主治穴位

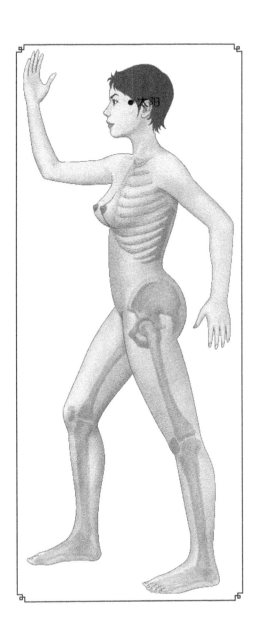

太阳

在眉梢与目外眦之间向后约1寸处凹陷中。

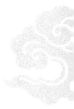

脱发

脱发除外），要及时就医。

象，但短时间内大量脱发或长期较大量脱发时，可能是健康出了问题（化疗导致的

头发的好坏与身体的健康状况有着密切的关系。少量脱发属于正常的生理现

◎ 致病因素

脱发可分为神经性脱发、内分泌性脱发、营养性脱发、物理性脱发、化学性脱发、感染性脱发、症状性脱发、先天性脱发、免疫性脱发、季节性脱发等。中医认为脱发是由于肾精不足、脾气亏虚、瘀血阻络、血虚不荣、风盛血燥，治疗方法是生血补血。

◎ 按摩方法

◆用双手十指自前发际向后发际，做梳理头发的动作20次。

◆五指捏拢，先在头部沿督脉头顶中线由前向后做敲啄动作，力量不宜过大，皮下有微痛感觉即可；然后在膀胱经即头顶两侧，分别由前向后做依次敲啄法；最后在胆经即头顶的外侧，由前向后做同样的敲啄法。每条线操作5遍，可单手操作，也可两侧同时操作。

◆五指张开，在头皮上做拿搓法，由前向后，使头皮部有温热感觉，可反复操作2分钟。

◆先用中指按揉头顶中央的百会穴20次，再用双手拇指按揉耳后高骨下方的风池穴20次，最后用一手拇指按揉对侧的合谷穴20次，用同法按揉对侧。

◎ 预防方法

◆合理饮食，加强营养。

◆勤洗头发，水不要太烫，选用优质洗发液，洗后让头发自然风干。

◆勤梳头，可边梳边按摩头皮，以增强发根部的血液供应。

◆保证充足的睡眠，消除精神紧张感。

◆最好戒烟、戒酒。

◎ 主治穴位

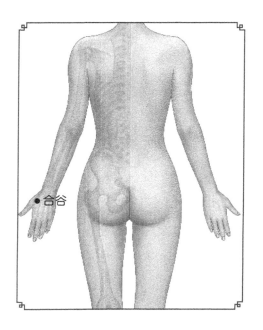

合谷

在手背, 第一、二掌骨间, 当第二掌骨中点桡侧。

百会

在后发际正中直上7寸处。

风池

在胸锁乳突肌与斜方肌上端之间凹陷中与风府穴相平处。

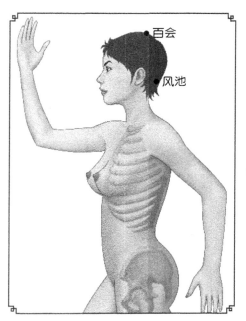

胸部发育不良

丰满凸起的乳房是女性健美的重要标志，女性的曲线美主要由两个『S』形构成。即由下颌、颈曲、乳房形成的前面的小『S』和由背部、腰曲、臀部形成的后面的大『S』。国际公认的半球型乳房是最美的。按乳房按摩健美法，对乳房进行充分的按摩锻炼，可以使乳房组织受到刺激而逐渐发育膨胀。

◎ 致病因素

很多女性在青春期发育阶段缺乏所需的生长素，没有正常全面发育，造成胸部偏小，左右乳房大小不一，下垂和萎缩等。

◎ 按摩方法

【方法一】

◆取膻中穴：以手指指面或指节向下按压，并做环状按摩。

◆取乳根穴：以手指指面或指节向下按压，并做环状按摩。

◆取大包穴：以手指指面或指节向下按压，并做环状按摩。

◆取期门穴：以手指指面或指节向下按压，并做环状按摩。

◆取乳中穴：以手指指面做环状按摩。

◆取神封穴：以手指指面或指节向下按压，并做环状按摩。

【方法二】

◆直推乳房：先用右手掌面在左侧乳房上部，即锁骨下方着力，均匀柔和地向下直推至乳房根部，再向上沿原路线推回，做20～50次后，换左手按摩右侧乳房20～50次。

◆侧推乳房：用左手掌根和掌面自胸正中部着力，横向推按右侧乳房直至腋下，返回时用五指指面将乳房组织带回，反复20～50次后，换右手按摩左乳房20～50次（侧推是推乳房组织）。

◆热敷按摩乳房：每晚临睡前用热毛巾敷两侧乳房3～5分钟，用手掌部按摩乳房周围，从左到右，按摩20～50次。每天按摩1次，坚持按摩2～3个月。

◎ 主治穴位

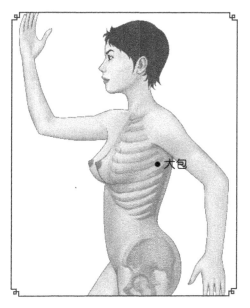

膻中

在胸部正中线上，平第四肋间处。

乳根

在胸部，乳房根部，当乳头直下，第五肋间隙，前正中线旁开4寸处。

大包

在胸胁部腋中线上，当第六肋间隙处。

期门

在乳头直下，第六肋间隙，前正中线旁开4寸处。

乳中

乳头中央。

神封

在胸部，当第4肋间隙，前正中线旁开2寸处。

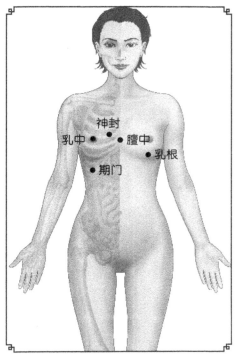